U1020031

中医养生速查宝典

高血脂餐谱看这本就够了

王永志 编著

中国科学技术出版社
·北 京·

图书在版编目（CIP）数据

高血脂餐谱看这本就够了 / 王永志编著. -- 北京：中国科学技术出版社，2025. 6. -- ISBN 978-7-5236-1441-9

Ⅰ. R247.1；TS972.161

中国国家版本馆 CIP 数据核字第 2025WW1330 号

策划编辑　于　雷　韩　翔
责任编辑　于　雷
装饰设计　翰墨漫童
责任印制　徐　飞

出　　版　中国科学技术出版社
发　　行　中国科学技术出版社有限公司
地　　址　北京市海淀区中关村南大街 16 号
邮　　编　100081
发行电话　010-62173865
传　　真　010-62179148
网　　址　http://www.cspbooks.com.cn

开　　本　880mm × 1230mm　1/64
字　　数　75 千字
印　　张　2.5
版　　次　2025 年 6 月第 1 版
印　　次　2025 年 6 月第 1 次印刷
印　　刷　鸿鹄（唐山）印务有限公司
书　　号　ISBN 978-7-5236-1441-9
定　　价　25.00 元

内容提要

本书是一本专为高血脂患者设计的饮食指导书籍，旨在提供科学的饮食方案，以帮助患者控制和降低血脂。全书共两章，第一章从高脂血症的基础知识入手，介绍了血脂异常的种类、成因、危害以及防控高血脂的饮食原则；第二章详细列举了多种适宜高血脂患者食用的食材，如燕麦、荞麦、各类豆类和蔬菜等。全书图文并茂，为不同的高血脂患者提供了实用的降脂吃法，旨在通过食疗实现营养与养生的双重目标。

目录

CONTENTS

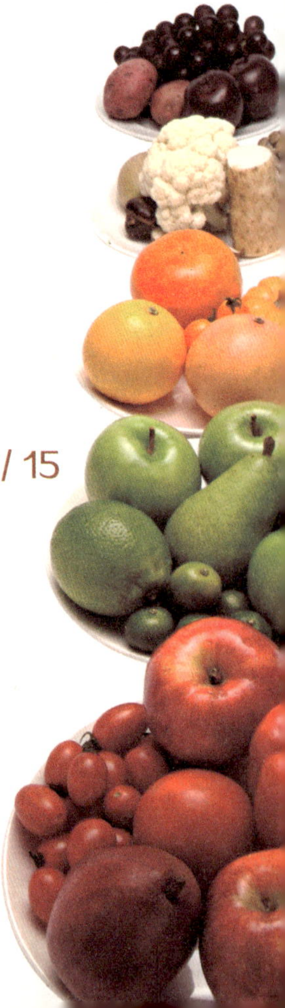

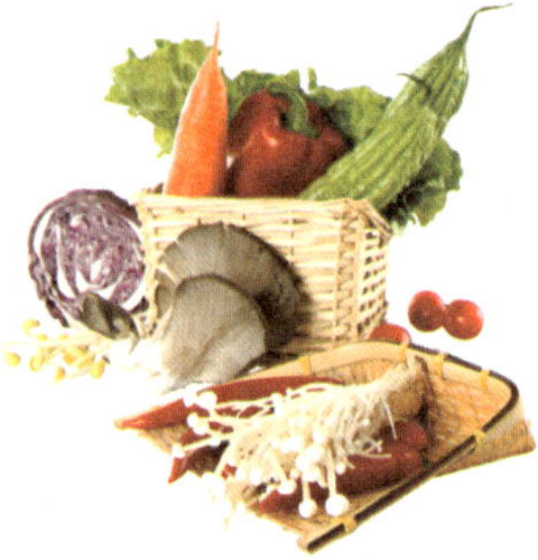

水产类

编者公告

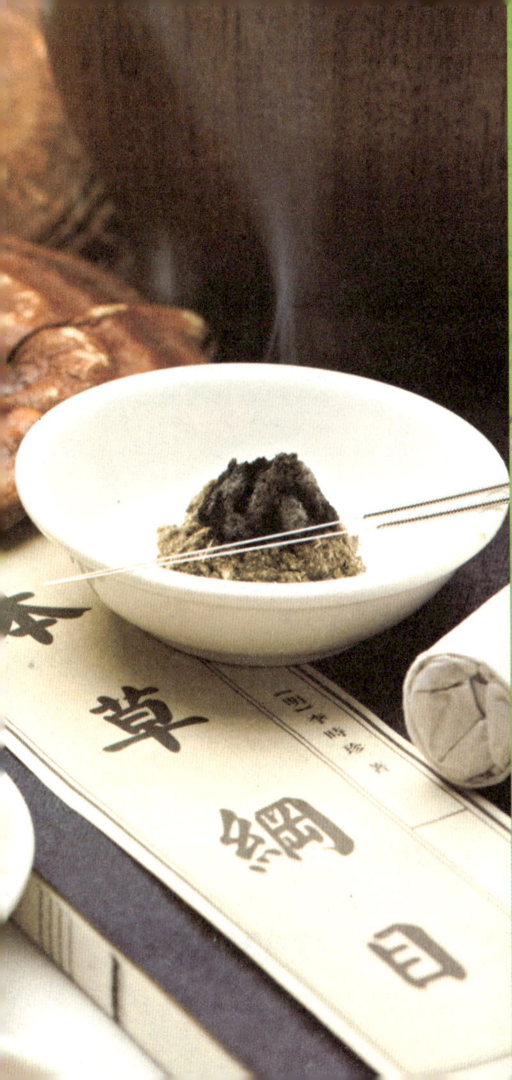

第一章 高血脂详解

解读高血脂

当脂肪代谢或运转异常使血浆一种或多种脂质高于正常时，称为高血脂。它是一种由多种因素所引起的疾病，是遗传基因异常与环境因素相互作用的结果。

高血脂的种类

按病理分类

高胆固醇血症	血清中总胆固醇水平增高
混合型高血脂	血清总胆固醇与三酰甘油水平均增高
高三酰甘油血症	血清三酰甘油水平增高
低高密度脂蛋白血症	血清高密度脂蛋白水平降低

按病因分类

原发性高血脂

其发生原因多是遗传引起的。

继发性高血脂

继发性高血脂是指由于系统性疾病或药物及不

当的生活方式所引起的血脂异常。

可引起血脂升高的常见疾病有：糖尿病、肾病综合征、肾衰竭、肝脏疾病、系统性红斑狼疮、糖原贮积症、骨髓瘤、脂肪萎缩症、急性卟啉病等。引起继发性血脂升高的药物有利尿剂、β受体阻滞剂、糖皮质激素等。

不当的生活方式有：高胆固醇、高饱和脂肪酸以及热量过多摄入，还有长时间静坐、吸烟等。

按世界卫生组织的方式分类

世界卫生组织将高血脂分为以下六大类：

Ⅰ型

血液中的乳糜微粒增加、三酰甘油值明显偏高，通常是由遗传因素引起的。

Ⅱa型

血液中仅低密度脂蛋白（坏胆固醇）增加，三酰甘油值没增加，原因是动物脂肪摄取过多或遗传。

Ⅱb型

总胆固醇值与三酰甘油值皆高，通常是糖尿病患者居多。

Ⅲ型

类似低密度脂蛋白的极低密度脂蛋白出现，总胆固醇值和三酰甘油值皆高。

Ⅳ型

三酰甘油增高，原因是糖尿病、肝脏疾病、饮酒过量和遗传。

Ⅴ型

三酰甘油高，原因是重度糖尿病和甲状腺功能低下。

高血脂的病因和影响

高血脂就是指血液中胆固醇或三酰甘油过高。换句话说，也就是胆固醇或三酰甘油过高导致了高血脂。

那么，是什么原因导致胆固醇和三酰甘油过高的呢？它们对人体又会产生什么样的危害呢？

导致胆固醇升高的原因

导致胆固醇指数上升的因素有很多，可以分为以下几种。

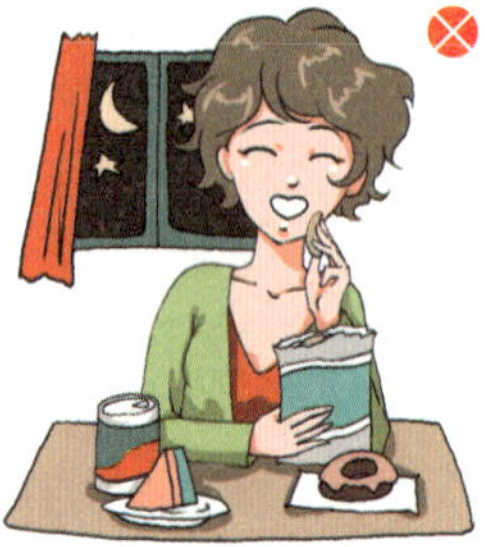

不健康的饮食习惯

病从口入、饮食均衡的道理大家都懂，可在日常生活中许多人比较偏爱一些垃圾食品，而不喜欢水果、蔬菜、粗粮等食物，这就比较容易引发诸如肥胖、高胆固醇等病症。

缺少运动

久坐不动的人，身体会把热量以脂肪的形式囤积起来，导致高血脂的发生。这类人群患心脏病的概率是平常人的两倍！

抽烟

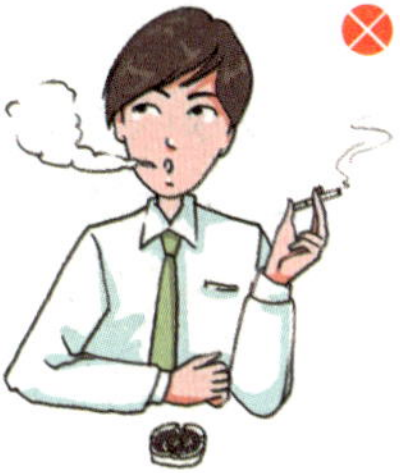

每天吸烟数量越多，健康风险越高。在死于心血管疾病的人群中，有1/5可以归咎于抽烟。

沉重的压力

精神的力量是无穷大的，有时候压力产生的不一定都是动力，还有可能是高血脂、高血压、冠心病等病症。

导致三酰甘油升高的原因及其危害

导致三酰甘油升高的原因

在日常生活中，正常人的三酰甘油水平通常会低于1.5 mmol/L。而经常抽烟、喝酒、缺乏运动、摄入过量碳水化合物、处于更年期的人，三酰甘油水平往往容易偏高。另外，2型糖尿病、肾脏或肝脏疾病、甲状腺功能减退的病患，也容易增加高三酰甘油的风险。

三酰甘油过高的危害

三酰甘油过高可能引起动脉粥样硬化和心血管疾病，如心肌梗死、脑卒中。

当血液中三酰甘油的含量增加时，会降低高密度脂蛋白的含量。

过高的三酰甘油也是导致代谢综合征的重要因素，如高密度脂蛋白水平低、糖尿病、腹部肥大、高血脂和高血压。

血脂异常表现

如果平时留心，自己也能发现血脂异常的“蛛丝马迹”。

眼睛

如果您的年纪在40岁以上，而黑眼珠周围出现了一圈白色的环状物质，或者进行眼底检查时发现小动脉上有脂质沉积引起光散射时，就要到医院做检查，你很可能是高血脂患者，应注意及时采取措施。

身体症状

当脚后跟、手背、臀部和膝、指关节等处出现了黄色、橘黄色或棕红色的结节、斑块或疹子，有的在手掌出现黄色或橘黄色的线条状条纹，这些现象都表示有家族遗传高血脂，而且病情比较严重，应马上治疗。

防控高血脂的饮食原则

高血脂属于慢性病的一种，在其诸多诱发因素中，不良饮食习惯可以称得上是“元凶”，尤其是现代社会，随着生活节奏的加快和加工食品的层出不穷，由饮食不当引发的高血脂案例越来越多。克服不良饮食习惯，遵循有益的饮食原则，对症饮食，科学饮食，是我们远离和控制高血脂的第一步。饮食调理是高血脂治疗的重要组成部分，无论在任何药物治疗之前，首先必须进行饮食调理。在服用降脂药物期间也应注意饮食控制，以增强药物的疗效。

控制热量的摄入

预防高血脂的发生，首先应从饮食入手，控制热量的摄入。每人每天的热量摄入应控制在125.4～167.2千焦/千克（30～40千卡/千克）体重内，主食每天不宜超过300克。

对动物脂肪和胆固醇摄入量的控制也应十分严格，每人每天不宜超过300毫克。尽量不吃或少吃动物内脏；蛋类每天不超过一个，或2～3天吃一个鸡蛋；提倡吃含有花生油的植物油；宜多食用奶类、鱼类、豆类、瘦肉、海产品、蔬菜、水果等；盐的摄入，每人每天应少于6克。同时，生活方式要有规律，不吸烟、不酗酒，并要保持良好的心理状态。

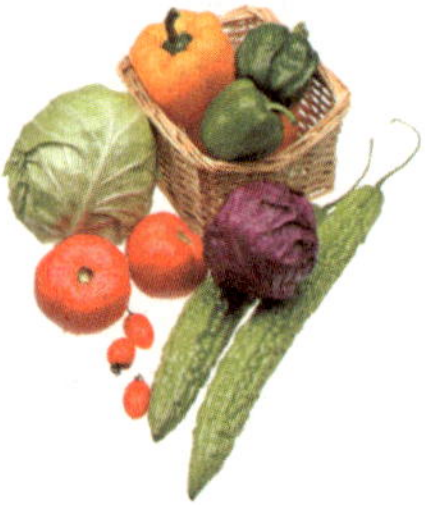

控制糖类和脂肪的摄入

高血脂的饮食辅疗，以减少多余的三酰甘油和胆固醇为目的。为了减少三酰甘油，必须减少摄取含有脂肪、糖类较多的食物，如肥肉、饼干、清凉饮料和酒类等。要减少胆固醇，就必须摄取含有丰富不饱和脂肪酸和膳食纤维的食物。

糖类

糖类是热量的来源，同时也是生成三酰甘油的营养素。当三酰甘油指标偏高时，必须控制含糖分较多的食物摄取，如饼干、蛋糕、饮料。

另外，水果含有较多的果糖，若食用过多的水果，也易使糖类摄取过剩，造成三酰甘油值升高，必须注意。

脂肪

一天的脂肪摄取量应为总热量的20%～25%，且其中一半以上应来自大豆等植物性脂肪。此外，胆固醇一天的摄取量应为300毫克以下，家族性高血脂患者最好控制在100毫克以下。

脂肪酸是食物中所含脂质的主要成分，有饱和脂肪酸和不饱和脂肪酸两种。牛油、奶油等所含的饱和脂肪酸会增加体内三酰甘油的量。而植物油、鱼类所含有的不饱和脂肪酸一般不会增加三酰甘油含量，反而可以帮助增加“好胆固醇”——高密度脂蛋白。专家指出，摄取脂肪时，各种脂肪酸都应该有所摄取，但最好有一半以上是富含不饱和脂肪酸的植物性脂肪。

正确摄入蛋白质

蛋白质是生成肌肉和内脏的重要营养素，可分为动物性蛋白质和植物性蛋白质。一般情况下，每千克体重每天需要1～1.5克的蛋白质才能满足人体的正常

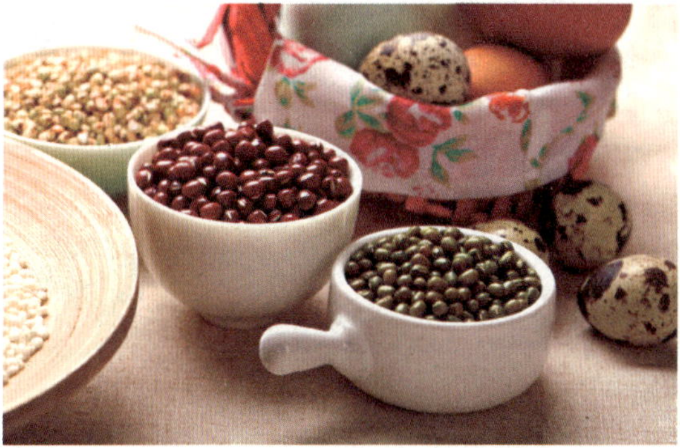

需要。

由于肉类、牛奶等动物性食品会使胆固醇增加，而大豆等植物性蛋白质会使胆固醇减少，因此动物性蛋白质和植物性蛋白质的摄取比例最好是1∶1。

多吃含膳食纤维的食物

膳食纤维包括水溶性膳食纤维与非水溶性膳食纤维两种。

水溶性膳食纤维可减缓消化速度和最快速地排泄胆固醇，可让血液中的胆固醇控制在最理想的水平，还有助于降低三酰甘油。富含水溶性纤维的食物有：尚未精制的谷类、菜花、大麦、豆类、胡萝卜、柑橘、燕麦等。

非水溶性膳食纤维可降低罹患肠癌的风险，同时可吸收食物中的有毒物质并能预防便秘，并且可消除消化道中细菌排出的毒素。富含非水溶性膳食纤维的食物有芹菜、菌类、根茎蔬菜等。

大多数植物性食物都含有这两种膳食纤维，人体

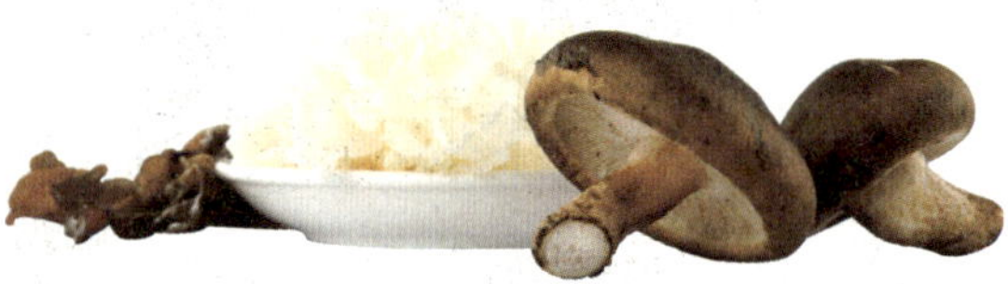

只有均衡地摄取这两种膳食纤维，才能为健康身体打好基础。

多吃粗粮

作为主食的米饭或面粉最好是未经过精制的，因为糙米中含有较多的膳食纤维、维生素和矿物质成分。

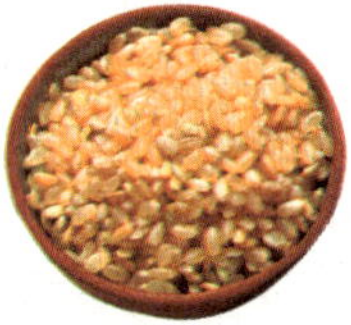

最好的做法是以大米加上1～2成的糙米做成米饭，把面食改成杂粮面，这样可以更多地补充矿物质。而且，糙米与杂粮面食不容易消化，在食用时要多咀嚼。通过反复咀嚼，可促进消化酶的分泌，有助于肠胃的蠕动。

此外，粗粮含有丰富的膳食纤维，即使少量摄取也会有饱腹感，可以预防饮食过量导致的肥胖。因此，主食以粗粮为主时，就应该多食些蔬菜与豆类，并减少禽、鱼、肉、蛋的摄入。

及时补充水分

对高血脂患者来说，每日摄入适量的水是减轻体重、促进体内脂肪代谢的关键。其原因是，如果体内摄入的水不够多，肾的功能就不能充分发挥；同时，人体处理有毒物质时需要肝脏发挥其功能，而补水不足，肝脏对脂肪的代谢功能就要受到影响。

只有摄入足够的水时，肾脏和肝脏才能充分地各司其职，体内脂肪才会被充分代谢。一般来说，成年人每日饮水量应为2000毫升，老年人需饮水1500毫升，平均每3小时摄入300～400毫升。

需要指出的是，饮水要均衡，不能一次性地饮水过多，以免给消化道和肾脏造成很大负担。饮水的最佳选择是白开水，而纯净水和饮料对健康则并没有太多益处。当然，适当饮用菊花茶、绿茶等，也有利于体液循环，并能及时清除体内毒物，还有降血脂和美容等作用。

适量进食肉类

虽然高血脂患者应避免摄取过多的脂肪，但适量地吃肉并不会导致脂肪摄取过多。

高血脂患者可以多吃一些鱼肉和其他的海产品。在猪肉、羊肉、牛肉三者中，高血脂患者最好选择牛肉。因为对于高血脂患者来说，不但要控制胆固醇的摄取量，也要控制热量的摄取。而牛肉的胆固醇含量虽然和猪肉、羊肉差不多，但其所含热量却要低

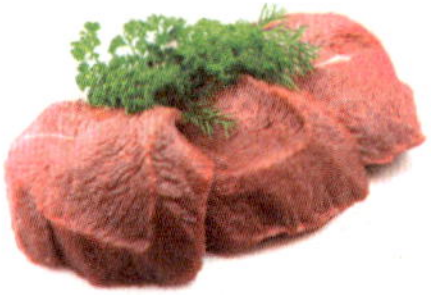

于猪肉和羊肉。

此外，牛肉后腿部位脂肪含量少，胆固醇含量也低，更适合高血脂患者食用。

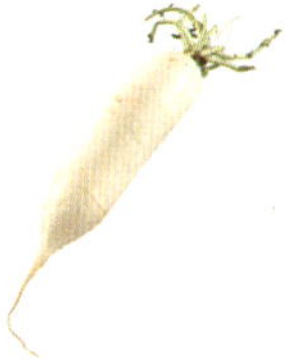

但要注意的是，高血脂患者虽可吃肉，也应食之有度，每天100～150克即可，且最好吃清炖的，避免红烧、油煎。炖时加胡萝卜、白萝卜或蘑菇，可有效去除油腻，有益健康。也可以在吃之前食用些瓜果与鲜蔬，或服用一定量的维生素C、维生素E等，它们可消除三酰甘油对动脉内壁的不良效应。因为大量吃肉会导致血中三酰甘油升高，损害动脉血管，可产生过量的氧自由基和导致动脉粥样硬化，而铲除氧自由基的有力武器就是维生素C和维生素E。

另外，值得注意的是，素食者也可能患有高血脂，因为纯素菜较荤菜类口味差，在烹饪过程中会不自觉地多放一些油和调料，以增加素菜口感。这样一来，不知不觉中反而会摄入更多的隐性脂肪，易引发多种疾病。

而且，单一的素食只能提供碳水化合物，而导致人体需要的蛋白质、脂质缺乏。这时，人体内三大营养代谢要正常进行，就会消耗体内储存的蛋白质、脂质，使机体脂质代谢功能发生障碍，从而诱发高血脂。

所以，肉食不是百病的根源，素食也不能防百病，关键要看怎么吃，吃多少。避免高血脂，不一定要禁食肉类，而是要合理平衡膳食。平时摄入的食物应品种多样，搭配合理。

高血脂患者宜喝脱脂牛奶

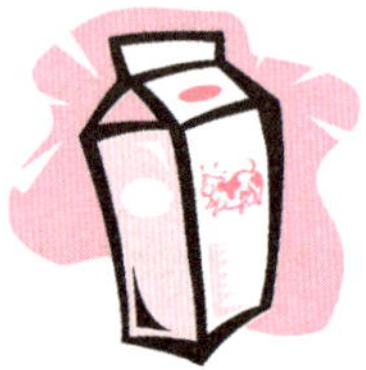

有人认为牛奶中含饱和脂肪酸较多，不饱和脂肪酸较少，因此，牛奶喝得越多，慢性疾病（如高血脂）的发病率就越高。确实有这种情况发生，但是，这种情况的发生是有前提条件的，如果每人每年平均消费量在180升左右（即每天500毫升），这种食用量显然过量了，必然导致动物脂肪的摄入过量，所以就会造成慢性疾病（如高血脂）的发病率上升。

专家指出，牛奶中含有一种耐热的低分子化合物，它可以抑制胆固醇的合成，且牛奶中含有的乳清蛋白可影响脂肪代谢，富含的钙质也有减少胆固醇吸收的作用。正因为牛奶中各种成分间具有神奇的协调作用，所以适量喝牛奶不但不会使血脂升高，反而有降低血脂的效果，高血脂患者最好喝脱脂牛奶。

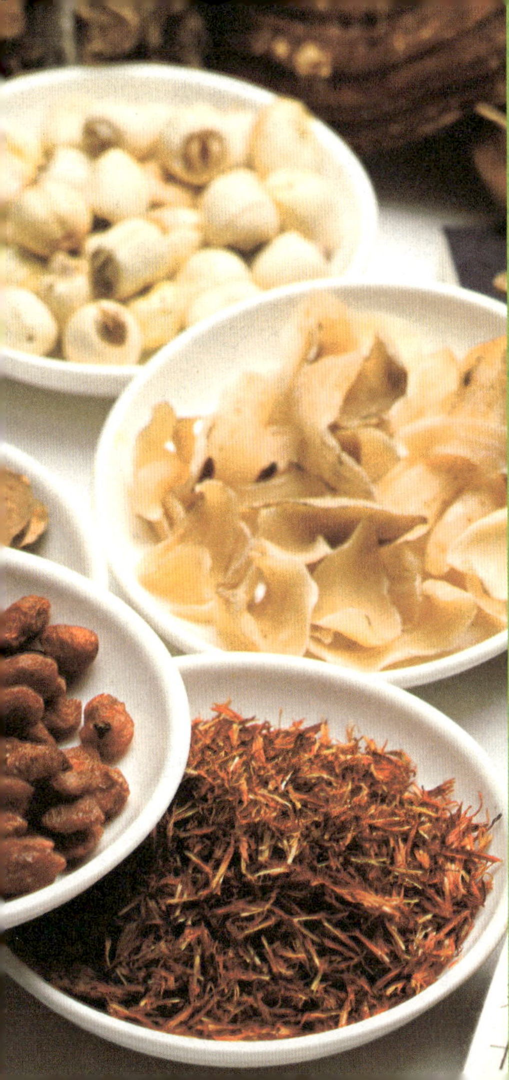

第二章 吃对食物，有效降血脂

蔬菜类

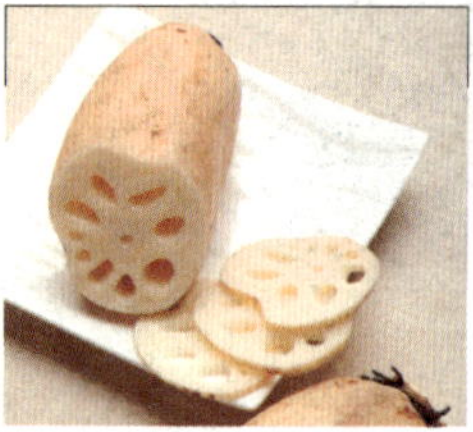

莲藕

减少脂类吸收

中医功效

清热凉血

食用功效

收缩血管、降糖

建议食用量

每日100克

胆固醇
—
脂肪
0.2克
热量
304千焦

注：此食物成分表以每100克可食用部分计。

降脂原理

莲藕中含有丰富的黏液蛋白和膳食纤维，可通过与人体内胆酸盐和食物中的胆固醇、三酰甘油结合，促使其从肠道排出，进而减少脂类的吸收，是降脂佳品。

食用宜忌

◎习惯性便秘、肝病、高血压患者宜食。

◎脾胃功能薄弱者不宜生吃莲藕。

◎产后1~2周内的女性忌食。

◎胃寒疼痛者、寒性痛经者忌食。

◎煮莲藕时忌用铁器。

黄金搭档

莲藕+酸梅

两者同食，有补中益气、滋阴养血的功效。

红椒炒藕丝

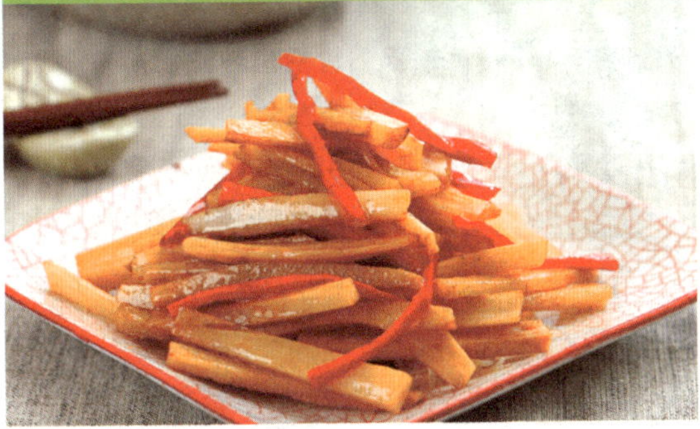

材料 莲藕250克，红椒50克。

调料 盐5克，料酒5毫升。

做法 ①莲藕去皮洗净后切成细丝；红椒去蒂及籽，洗净后切成丝。

②锅置火上，加入植物油烧至七成热，放入红椒丝、莲藕丝翻炒。

③炒至八成熟时放入料酒、盐翻炒至熟即可装盘。

保健厨语 ◎莲藕可补血安神、润肤养颜，配以红椒入菜，色泽鲜艳，芳香可口，十分适合高血脂患者食用。

◎要挑选外皮呈黄褐色、肉肥厚而白的莲藕。

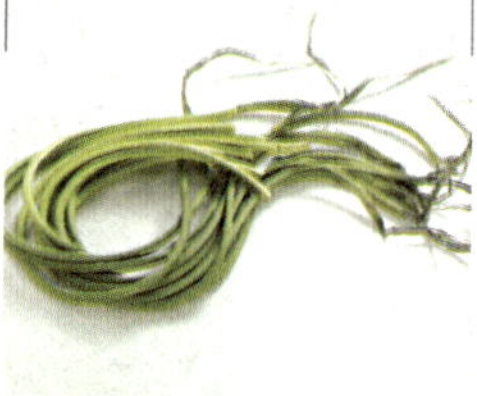

蒜薹

预防动脉硬化

中医功效

调和脏腑

食用功效

抗菌、降脂

建议食用量

每日60克

胆固醇	—
脂肪	0.1克
热量	274千焦

降脂原理

蒜薹的营养十分丰富，包括粗纤维、胡萝卜素、维生素、烟酸等，经常食用对高血脂患者有利。蒜薹中所含的维生素C可有效预防动脉粥样硬化，控制血脂水平。

食用宜忌

◎癌症患者宜食。

◎消化不良者不宜多食。

◎肝病患者不宜多食。

◎蒜薹炒食时，不宜烹制得过烂，以免破坏辣素，影响其杀菌作用。

◎炒时不宜加盖，否则色泽会变黄。

黄金搭档

蒜薹+黑木耳

两者同食，有健脾益胃、降脂减肥的功效。

虾皮蒜薹

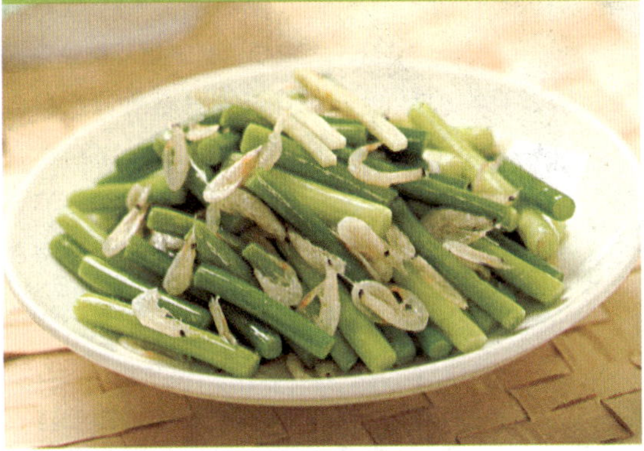

材料 蒜薹300克，虾皮50克，姜丝少许。

调料 盐、味精、料酒、香油各适量。

做法 ① 将虾皮用温水泡软，洗去过多的盐分，备用；蒜薹择洗干净，切段备用。

② 油锅烧热，下入姜丝和虾皮爆炒出香味，烹入料酒，下入蒜薹段煸炒至熟，加入盐、味精翻炒至入味，淋入香油即可。

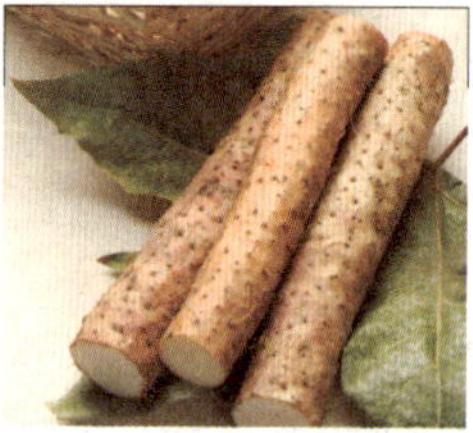

山药

抑制脂质沉积

中医功效

益胃补肾、固肾益精

食用功效

降糖、助消化

建议食用量

每日60克左右

胆固醇	脂肪	热量
—	0.2克	240千焦

降脂原理

山药中含有大量的黏液蛋白、矿物质及维生素，可有效抑制脂质沉积在血管壁上；另外，山药含有的淀粉酶、多酚氧化酶等物质可增强脾胃消化脂质能力，有利于减肥。

食用宜忌

◎更年期女性、骨质疏松者宜食。

◎胆固醇偏高、糖尿病患者宜食。

◎山药过敏忌食。

◎山药中的淀粉含量较高，糖尿病患者不宜多吃。

黄金搭档

山药＋鸭肉

两者同食，有健脾养胃、固肾益精的功效。

山药芝麻羹

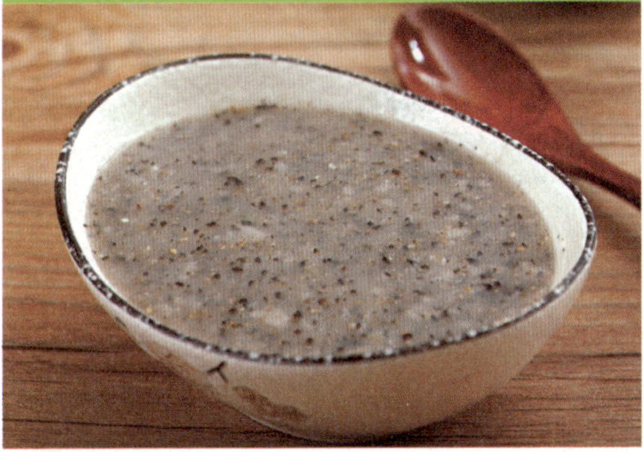

材料 鲜牛奶200毫升，山药50克，黑芝麻60克，粳米50克。

调料 玫瑰糖6克，冰糖适量。

做法 ① 将粳米洗净，用清水浸泡1小时，捞出滤干；山药去皮洗净，切成小颗粒；黑芝麻炒香。

② 将做法①中的材料放入碗中，加水和鲜牛奶拌匀，磨碎后滤出细蓉待用。

③ 锅中放入玫瑰糖加清水，烧开煮至冰糖融化后，将粳米、山药粒、黑芝麻磨碎的细蓉慢慢倒入锅内，加玫瑰糖，不断搅拌成羹状，熟后起锅即可。

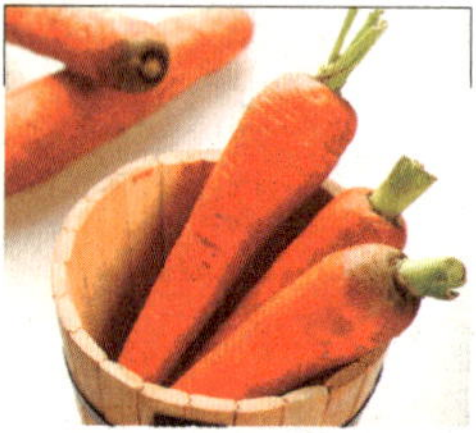

胡萝卜

降低血脂

中医功效

健脾消食、润肠通便

食用功效

增强免疫力

建议食用量

每日30～50克

胆固醇	—
脂肪	0.2克
热量	191千焦

降脂原理

胡萝卜中所含的槲皮素、山标酚等成分可以增加冠状动脉血流量，降低血脂；所含琥珀酸钾，有助于防止血管硬化，降低胆固醇，对防治高血压也有一定效果。

食用宜忌

◎近视、夜盲症、眼睛干燥者宜食。

◎皮肤粗糙、头皮干痒及经常熬夜者宜食。

◎低血压患者忌食。

◎对于打算生育的女性，多食可能抑制排卵功能，引起闭经，导致不孕。

黄金搭档

胡萝卜＋肉类

两者同食，营养物质更容易被人体吸收。

香辣胡萝卜条

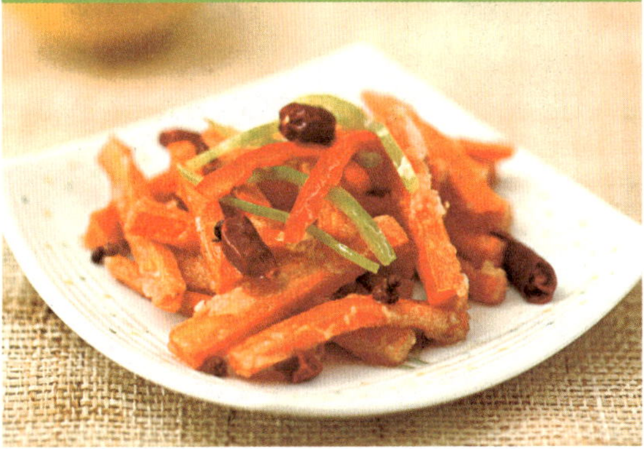

材料 胡萝卜条300克，青椒丝、红椒丝、干辣椒段、蒜末各适量。

调料 盐1小匙，味精半小匙，水淀粉1大匙。

做法 ① 将胡萝卜条裹上水淀粉放入热油锅中炸至七分熟，捞出，沥干油分，备用。

② 锅中留底油烧热，放入干辣椒段、蒜末、青椒丝、红椒丝爆香，然后放入胡萝卜条略翻炒，加入盐、味精翻炒均匀至入味即可。

保健厨语 胡萝卜含有丰富的膳食纤维，吸水性强，在肠道中体积容易膨胀。

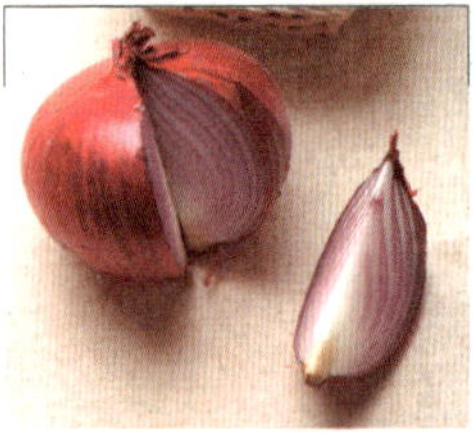

洋葱

阻止血小板凝聚

中医功效

理气和胃、发散风寒

食用功效

杀菌、抗衰老、防癌

建议食用量

每日50～100克

胆固醇
—
脂肪
0.2克
热量
169千焦

降脂原理

洋葱营养丰富，不含脂肪，其精油中含有的一种硫化物可降低胆固醇；所含的蒜氨酸等成分可以有效疏通血管，阻止血小板凝聚，对高血脂和动脉粥样硬化有预防作用。

食用宜忌

◎急、慢性肠炎，痢疾患者宜食。

◎消化不良、胃酸不足者宜食。

◎有眼部疾病、眼部充血者应少食。

◎瘙痒性皮肤病患者不宜食用。

黄金搭档

洋葱＋苹果

两者同食，有保护心脏、降低血糖的功效。

干豆腐炒洋葱

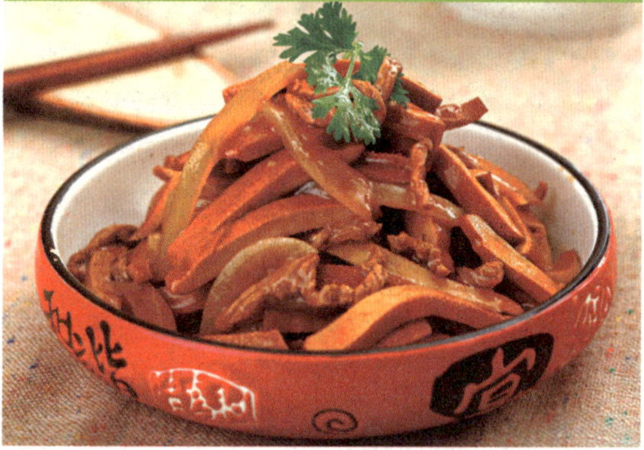

材料 豆腐干丝250克，洋丝葱200克，猪瘦肉丝100克，香菜叶少许。

调料 花椒油、水淀粉、盐、味精、酱油、醋、鲜汤各适量。

做法 ① 将豆腐干丝入沸水中煮透，捞出沥干。

② 锅置旺火上，放入油，油热后放入豆腐干丝煸炒几下，添入鲜汤，将锅移至慢火上稍煮片刻，再将锅端到旺火上，加入猪瘦肉丝、洋葱丝，再加入酱油、盐和味精翻炒。

③ 炒至肉、洋葱熟后，烹入醋，用水淀粉勾芡，淋花椒油，出锅装盘，撒上香菜叶即成。

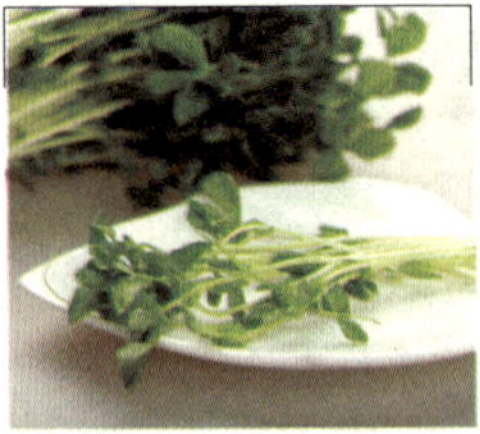

豌豆苗

促进脂肪代谢

中医功效

利尿止泻

食用功效

防癌抗癌

建议食用量

每日50克左右

胆固醇
—
脂肪
0.8克
热量
158千焦

降脂原理

豌豆苗含有的铬成分可以促进体内脂肪代谢；其所含的膳食纤维则有助于促进胃肠蠕动，使胆固醇和三酰甘油随着粪便排出体外。

食用宜忌

◎豌豆苗味道清香，煲汤食用最佳。

◎便秘、脾胃不适、恶心呕吐者宜食。

◎水肿型肥胖者宜多食。

◎高血压、糖尿病患者适宜将豌豆苗榨汁饮用。

◎豌豆苗性平、味甘，是春季极佳的时令蔬菜。

黄金搭档

豌豆苗＋肉类

两者同食，有滋养皮肤、预防糖尿病的功效。

豌豆苗拌香菇

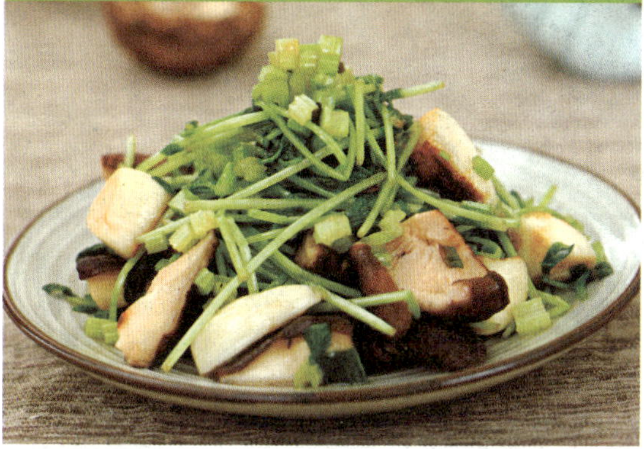

材料 香菇160克，豌豆苗80克，蒜10克，葱10克，芹菜末少许。

调料 盐、胡椒粉各适量。

做法 ① 豌豆苗清洗干净，放入沸水中略汆烫。

② 香菇洗净切块，放入沸水中汆烫至熟；蒜去皮，切碎；葱切末。

③ 热锅，加入适量橄榄油烧热，下入蒜碎、葱末炒香，再加入香菇块、盐、胡椒粉炒匀。

④ 最后离火，加入芹菜末和豌豆苗拌匀即可。

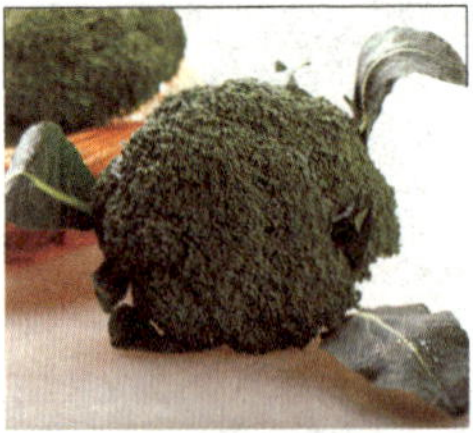

西蓝花

抑制胆固醇氧化

中医功效

补肾填精、补脾和胃

食用功效

预防胃癌、乳腺癌

建议食用量

每日70～100克

胆固醇
—
脂 肪
0.6克
热 量
150千焦

降脂原理

西蓝花中的类黄酮含量较高，该物质可以有效清理血管堵塞物质，抑制胆固醇氧化；所含的槲皮素和叶黄素等成分可以防止低密度脂蛋白胆固醇在血管壁上的沉积，对降脂有利；另外，西蓝花热量较低，有利于减肥。

食用宜忌

◎孕妇食用可缓解孕期焦虑情绪。

◎主动或被动吸烟的孕妇不宜立即食用西蓝花，否则会加重烟毒。

◎肾结石患者不宜食用。

黄金搭档

西蓝花＋鸡肉

两者同食，可预防感冒和坏血病。

百合烧鲜蔬

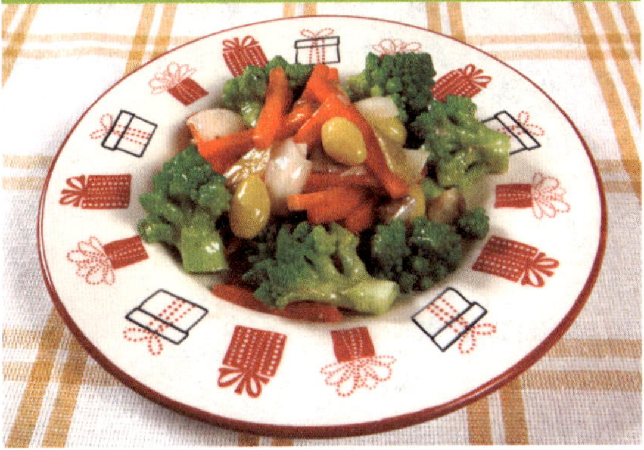

材料 西蓝花100克，白果35克，鲜百合1朵，胡萝卜条适量，葱段、姜片各少许。

调料 A.盐2小匙，鸡精、料酒各1小匙；B.香油少许，高汤1碗。

做法 ①西蓝花洗净后掰成小朵，鲜百合洗净后掰成片，白果洗净后略浸泡，三者分别入热水中汆烫透后捞出，沥干水分；西蓝花块装盘，备用。

②油锅烧热，下葱段、姜片炒香，加白果、百合片和胡萝卜条炒匀，再倒入高汤烧开，下调料A炒匀入味，再淋上香油后起锅，倒在西蓝花块上即可。

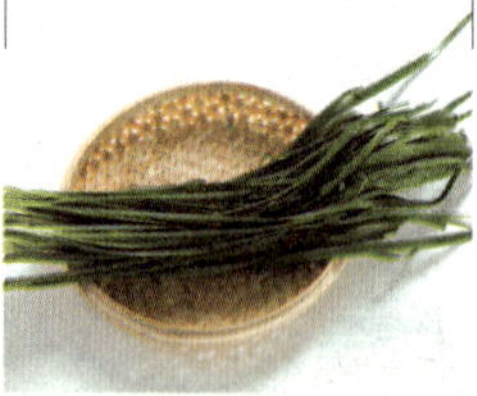

韭菜

增进脂质代谢

中医功效

补肾温阳、益肝健胃

食用功效

清肠排毒

建议食用量

每日30～50克

胆固醇	—
脂 肪	0.4克
热 量	120千焦

降脂原理

韭菜含有大量的维生素和膳食纤维，能有效增进胃肠蠕动，增进体内脂质代谢，并能减少对胆固醇的吸收；另外，韭菜中含有的硫化物和芳香精油也有助于增强消化功能，降低血脂水平。

食用宜忌

◎阳气衰弱的男性宜食。

◎寒性体质者宜食。

◎眼疾患者忌食。

◎体质偏热者忌食。

◎夏日不宜多食韭菜。夏天韭菜多老化，纤维粗而多，多食会引起腹胀、腹泻。

黄金搭档

韭菜＋豆干

两者同食，能提高人体的抗病能力。

韭菜银鱼

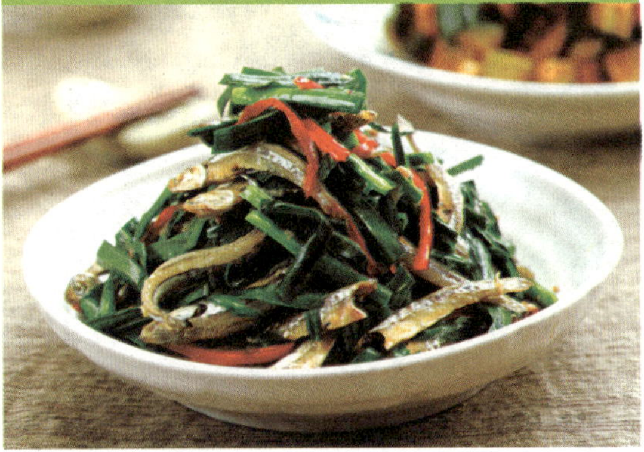

材料 干银鱼仔100克，韭菜250克，红辣椒适量，姜末少许。

调料 盐、味精、胡椒粉、花椒各适量。

做法 ① 将韭菜、红辣椒用清水洗净，切成4厘米长的条；干银鱼仔洗干净。

② 锅内放油烧滚，放入银鱼仔炸一下，捞出。

③ 另起锅，投入姜末、韭菜、红辣椒条翻炒片刻，再加入炸好的银鱼仔，最后加入所有调料调味即可。

保健厨语 韭菜颜色碧绿、味道浓郁，无论用于制作荤菜还是素菜，都十分提味，深受人们喜爱。它可以增强消化功能，改善阳痿、早泄等症。

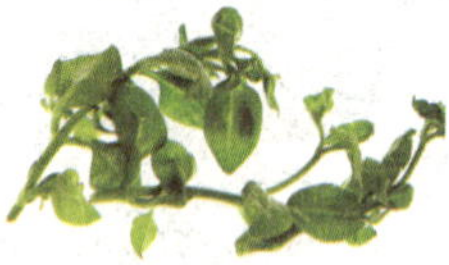

马齿苋

有效降脂

中医功效

清热解毒、止血凉血

食用功效

降糖、杀菌

建议食用量

每日100克

胆固醇	—
脂肪	0.5克
热量	117千焦

降脂原理

马齿苋中含有丰富的ω-3脂肪酸，可显著降低胆固醇、三酰甘油及低密度脂蛋白胆固醇水平，还可预防血小板凝结、动脉硬化斑块的形成。

食用宜忌

◎糖尿病、口臭者宜食。

◎适宜硅肺患者食用。

◎小儿单纯性腹泻、百日咳、皮肤粗糙者宜食。

◎体质虚弱、脾胃虚寒、大便溏泄者不宜多食。

◎煎水当茶或用清水洗净之后，绞汁服用，可最大限度保留其有效成分。

黄金搭档

马齿苋+蒜

两者同食，有清热解毒、散血消肿的功效。

蒜香马齿苋

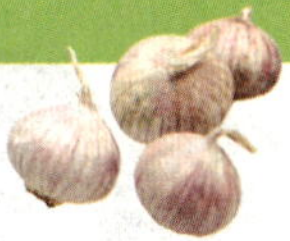

材料 马齿苋400克，蒜10克。

调料 生抽、醋、盐、香油各适量。

做法 ①将马齿苋择洗干净，汆烫后捞出，沥干；蒜切末，加适量生抽、醋、盐和香油调和均匀成味汁，备用。

②将调好的味汁与马齿苋搅拌均匀后即可食用。

清蒸马齿苋

材料 马齿苋400克，面粉200克，蒜泥、葱花各适量。

调料 盐少许，香油适量。

做法 ①马齿苋择好，洗净，沥干水分，切段，放在容器中，加入适量面粉抓拌均匀。

②蒸锅加水煮沸，隔水放上拌好的马齿苋，大火蒸5分钟左右。

③取出后立即撒入盐、葱花拌匀，再拌入蒜泥、香油即可。

保健厨语 《本草纲目》称，马齿苋“散血消肿，利肠滑胎，解毒通淋，治产后虚汗”。《本草正义》记载，“马齿苋，最善解痈肿热毒，亦可作敷药”。

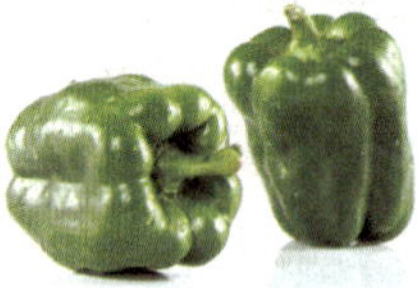

青椒

促进脂肪代谢

中医功效

温中散寒、开胃消食

食用功效

促进激素分泌、护肤

建议食用量

每日50克左右

胆固醇	脂肪	热量
—	0.3克	114千焦

降脂原理

青椒中维生素C含量很高，有利于降低胆固醇的水平；另外，其中所含的辣椒素可以促进脂肪的代谢，防止因脂肪沉积引起血脂异常。

食用宜忌

◎肥胖、便秘者宜食。

◎贫血患者宜食。

◎溃疡、食管炎患者不宜多食。

◎咳喘、咽喉肿痛患者不宜多食。

◎累积在凹陷的果蒂上的农药不易洗掉，应去蒂再清洗。

黄金搭档

青椒＋枸杞叶

两者同食，有清肝养阴、补气养血的功效。

蚝油青椒炒肉片

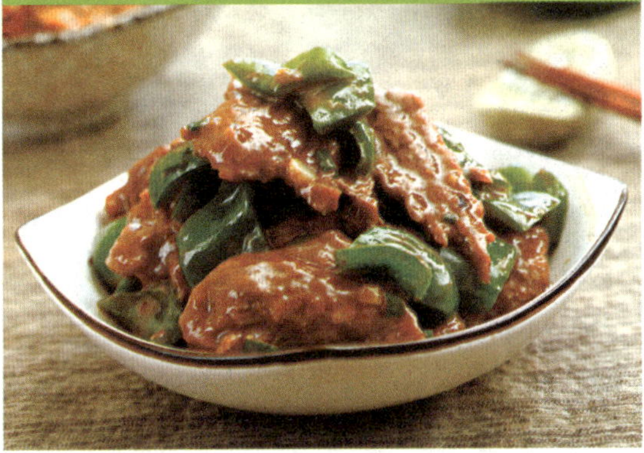

材料 猪里脊肉300克，青椒100克，鸡蛋（取蛋清）1个，葱花、姜末各适量。

调料 味精、盐各适量，酱油、白糖各1小匙，料酒1.5小匙，胡椒粉少许，水淀粉、蚝油各1大匙。

做法 ① 将猪里脊肉洗净，切片，放入碗中加蛋清、盐、部分水淀粉上浆；青椒洗净切菱形片；取碗加蚝油、味精、酱油、白糖，剩余水淀粉、胡椒粉、料酒调兑成味汁。

② 油锅烧至四成热，放肉片滑散至变色时捞出沥油。

③ 锅留底油，放入葱花、姜末煸香，倒入猪里脊肉片、青椒片，加兑好的味汁翻炒成芡出锅即可。

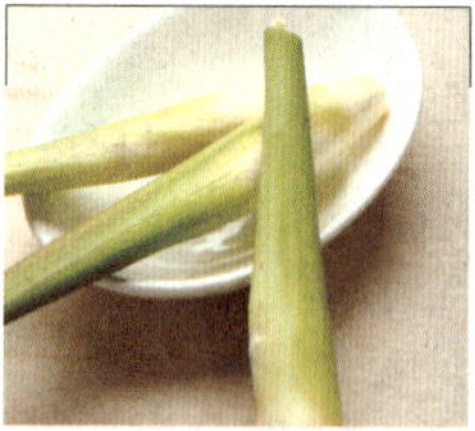

茭白

清除多余胆固醇

中医功效

祛热、生津

食用功效

降压、降脂

建议食用量

每日50～100克

胆固醇

—

脂肪

0.2克

热量

110千焦

降脂原理

茭白的膳食纤维含量丰富，热量较低，有利于清除体内多余的胆固醇；另外，茭白中还含有烟酸等多种有效降脂成分。

食用宜忌

◎茭白含有草酸，一次不宜食用太多。

◎茭白烹制前宜先用沸水氽烫一下。

◎烧伤、烫伤者宜食。

◎肾脏病患者忌食。

◎尿路结石患者忌食。

◎滑精便溏者忌食。

◎不宜食用存放时间过久的茭白。

黄金搭档

茭白＋猪瘦肉

两者同食，可促进蛋白质的吸收。

冬菇茭白汤

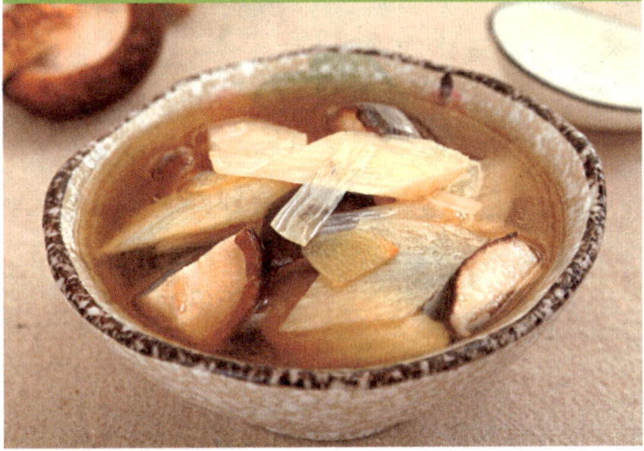

材料 茭白100克，冬菇80克，葱、姜各适量。

调料 盐、味精、料酒、高汤各适量。

做法 ① 茭白洗净，切成片；冬菇去根、蒂洗净，撕成块；葱切取葱白，洗净，切段；姜去皮后用清水洗干净，切成片。

② 烧热油锅，入姜片、茭白片翻炒数下，入高汤、葱段、味精、冬菇块、料酒、盐即成。

保健厨语 茭白含蛋白质、脂肪、糖类、维生素B_1、维生素B_2、维生素E、微量胡萝卜素和无机盐等成分，属低热量、低脂肪的清淡性食品，有保护心脑血管的作用，还有清湿热、解毒、催乳汁的功效。

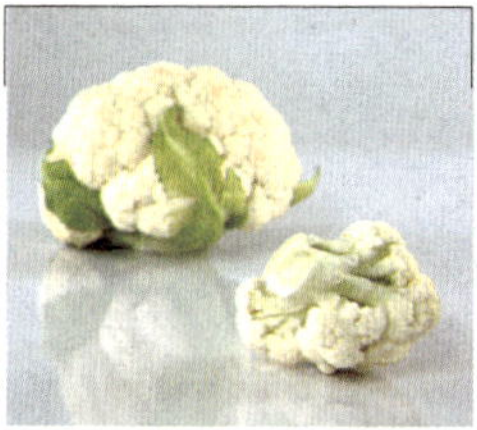

菜花

抑制胆固醇吸收

中医功效

补肾填精、补脾和胃

食用功效

提高机体免疫力

建议食用量

每日70克左右

胆固醇
—
脂肪
0.2克
热量
110千焦

降脂原理

菜花中含有丰富的类黄酮，能够起到阻止胆固醇氧化、防止血小板凝结的作用；其含有的维生素C和膳食纤维则可以有效抑制人体对胆固醇的吸收，并有利于促进其排泄，是降脂佳品。

食用宜忌

◎备孕女性及处于生长期的儿童宜食。

◎癌症患者宜食。

◎溃疡病患者宜食。

◎宜选购花球成熟度高的菜花，又以花球周边未散开者最好。

黄金搭档

菜花+鸡蛋

两者同食，有补肾益精、防癌抗癌的功效。

菜花香菇

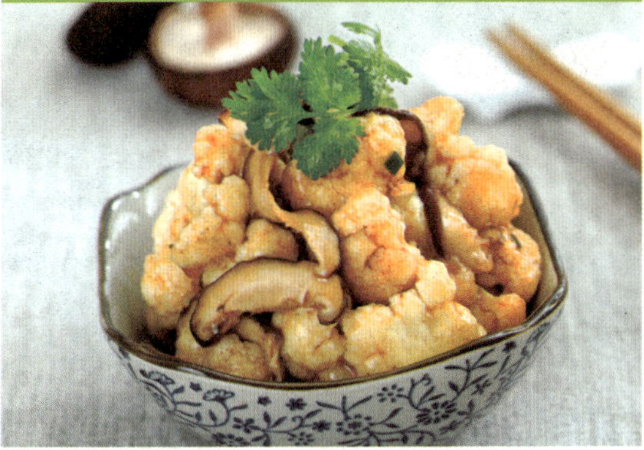

材料 菜花400克，香菇100克，葱花少许。

调料 白糖、花椒油、盐、味精、酱油、鲜汤、水淀粉各适量。

做法 ①香菇用沸水泡发，洗净，切成片；菜花洗净，掰成小朵，入沸水中汆烫，捞出，冲凉，控净水分，备用。

②烧热油锅，入葱花爆香，调入鲜汤、菜花朵、香菇片、酱油、糖、盐，待汤沸后，撇浮沫，烧至入味，最后入味精，用水淀粉勾芡，出锅前淋花椒油炒匀，出锅后用香菜叶点缀即成。

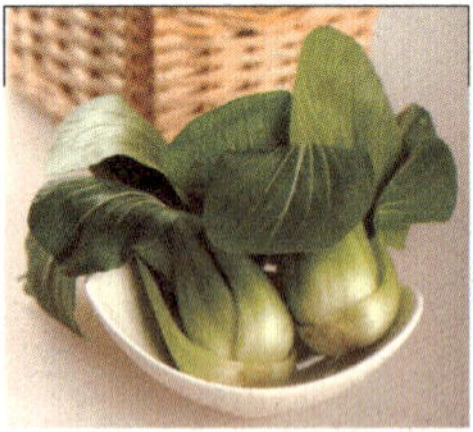

油菜

促进多余胆固醇排出

中医功效

活血化瘀、消肿解毒

食用功效

增强免疫力、降低血脂

建议食用量

每日100克左右

胆固醇
—
脂肪
0.5克
热量
103千焦

降脂原理

油菜脂肪含量低，膳食纤维含量高，可与体内的胆酸盐、食物中的胆固醇及三酰甘油结合后排出体外，从而起到降脂效果；另外，油菜中的维生素A和维生素C含量都较高，对减肥有利。

食用宜忌

◎甲状腺结节患者宜食。

◎狐臭、眼病、疥疮患者忌食。

◎小儿麻痹症（脊髓灰质炎后遗症）后期患者忌食。

◎要挑选新鲜、油亮、无虫、无黄叶的嫩油菜。

黄金搭档

油菜＋豆腐

两者同食，有增强机体免疫力的功效。

虾皮扒油菜

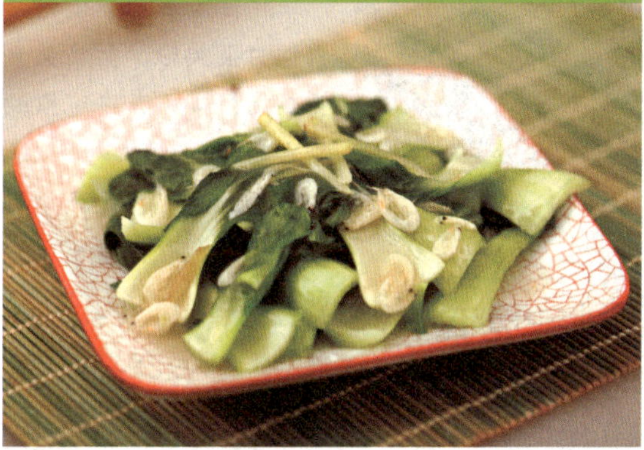

材料 油菜400克，虾皮100克，葱丝、姜丝各适量。

调料 水淀粉1大匙，料酒2小匙，盐适量，味精、香油各少许。

做法 ① 将油菜择洗干净，放入加盐的热水锅中略汆烫，捞出，过凉，沥干水分；虾皮洗净，温水泡软，捞出，备用。

② 油锅烧热，放入葱丝、姜丝煸炒出香味，再放入料酒、盐和适量清水，大火烧开，去除浮沫。

③ 中火继续加热，再放入虾皮、油菜翻炒均匀至入味，调入味精，然后用水淀粉勾芡，出锅前淋上香油即可。

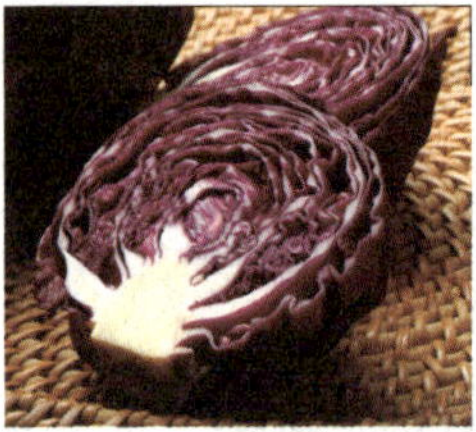

紫甘蓝

促进多余胆固醇分解

中医功效

补骨髓、润脏腑

食用功效

杀菌消炎、抗衰

建议食用量

每日80克左右

胆固醇	—
脂肪	0.2克
热量	101千焦

降脂原理

紫甘蓝的营养成分与其他甘蓝类似，但含量却要高出许多，其中丰富的维生素C可加速体内多余胆固醇的分解；铁元素则可促进多余脂肪的排出，有利于降脂。

食用宜忌

◎消化道溃疡患者宜食。

◎皮肤瘙痒性疾病患者忌食。

◎脾胃虚寒、腹泻及小儿脾弱者忌食。

◎紫甘蓝叶片较硬，宜切成细丝后烹饪。

◎紫甘蓝加热前加少许白醋，可保持其色泽。

黄金搭档

紫甘蓝＋粳米

两者同食，有补益脏腑、促进睡眠的功效。

水果泡菜

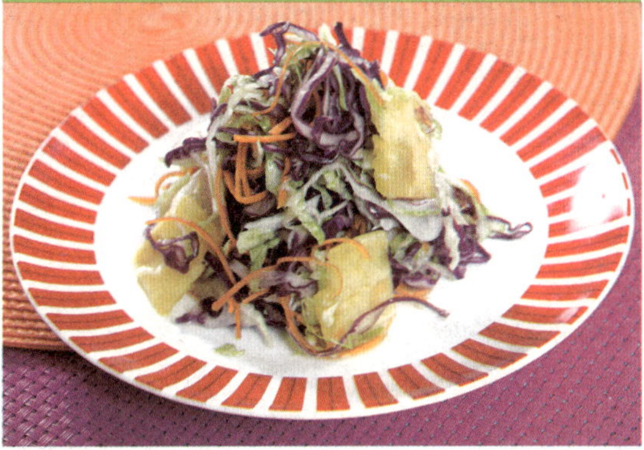

材料 紫甘蓝、圆白菜、苹果片、菠萝片、胡萝卜各适量。

调料 盐、白糖、醋各适量。

做法 ① 紫甘蓝、圆白菜均洗净，切丝；胡萝卜洗净，去皮后切丝。

② 紫甘蓝丝、圆白菜丝、胡萝卜丝分别加盐拌匀，腌30分钟，再用凉开水洗净盐分，沥干。

③ 将圆白菜丝、苹果片、菠萝片、紫甘蓝丝、胡萝卜丝加白糖、醋拌匀，腌至入味即可。

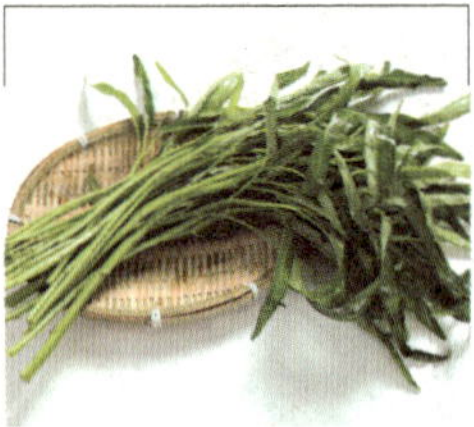

空心菜

减少脂肪堆积

中医功效

清热解毒、凉血

食用功效

降糖、通便、防癌

建议食用量

每日100克

胆固醇

—

脂肪

0.3克

热量

97千焦

降脂原理

空心菜中含有大量的粗纤维，可促进机体代谢，减少脂肪在体内的堆积；其中的维生素C含量也比较多，对于降低体内胆固醇和三酰甘油十分有益。

食用宜忌

◎糖尿病、口臭者宜食。

◎体质虚弱、脾胃虚寒、大便溏泄者不宜多食。

◎空心菜适宜大火快炒或加蒜、醋等凉拌食用。

◎选购空心菜时，要以色正、鲜嫩、茎条均匀、无枯黄叶、无病斑、无须根者为优。失水萎蔫、软烂、长出根者为次品，不宜购买。

蒜香空心菜

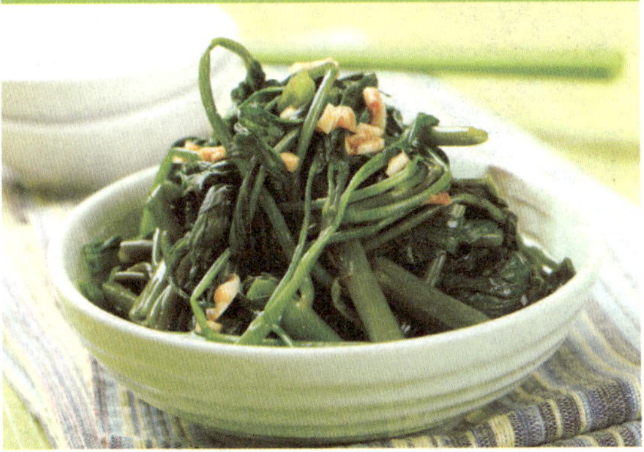

材料 空心菜300克，蒜适量。

调料 白糖、盐、生抽、醋各适量，香油少许。

做法 ①空心菜去根部，冲洗干净；蒜去皮，切碎，备用。

②洗净的空心菜入沸水中汆烫至变色，捞出，过凉，沥干水分，切成段。

③碗内加入生抽、醋、盐、白糖和香油调成味汁。

④将切好的空心菜摆放入盘，放入蒜碎，然后淋上调好的味汁，拌匀即可。

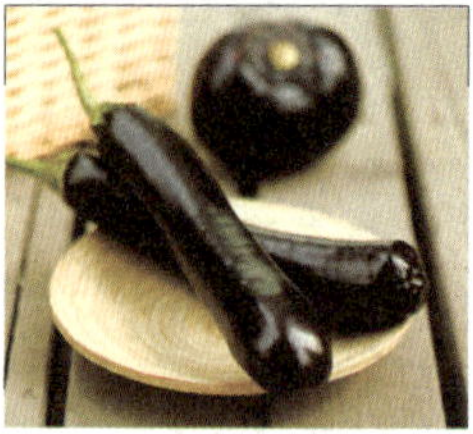

茄子

维护心血管健康

中医功效

清热止血、消肿止痛

食用功效

抗衰防癌

建议食用量

每日50～100克

胆固醇	脂肪	热量
—	0.2克	97千焦

降脂原理

茄子中富含的芦丁可以增强毛细血管的弹性和韧性，维护心血管健康；其中的维生素E，可以抑制胆固醇水平的增高，有利于控制血脂。

食用宜忌

◎心脑血管疾病患者宜食。

◎脾胃虚寒、消化不良者忌食。

◎哮喘、肺结核患者忌食。

◎皮肤病、关节炎患者忌食。

◎手术前尽量不要吃茄子，否则麻醉剂可能无法被正常分解，延长患者苏醒时间，影响患者康复。

黄金搭档

茄子＋鳗鱼

两者同食，可降低人体对胆固醇的吸收。

茄子肉末粥

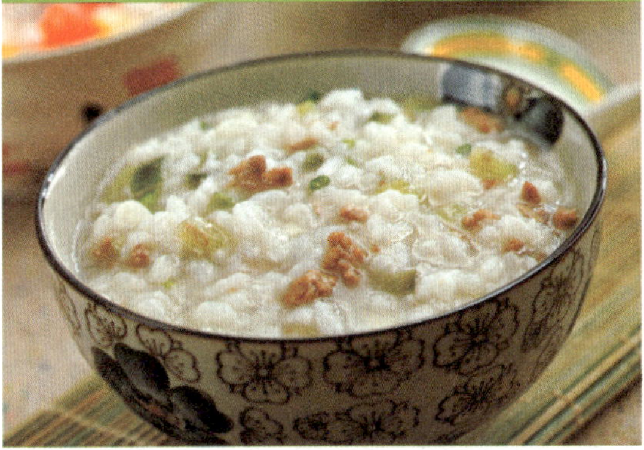

材料 茄子200克，肉末50克，粳米100克，葱花、姜末少许。

调料 料酒、盐、味精各适量。

做法 ① 将茄子洗净，切成粒状，用沸水焯一下，沥水备用。

② 炒锅置火上，加植物油烧至七成热时，加葱花、姜末，煸炒出香味，加肉末、料酒，炒至肉将熟时，加入茄子粒翻炒片刻，离火待用。

③ 将粳米淘净，放入砂锅，加水适量，煮成稠粥。粥将熟时，拌入茄子粒、肉末，加盐、味精，再煮至沸腾即成。

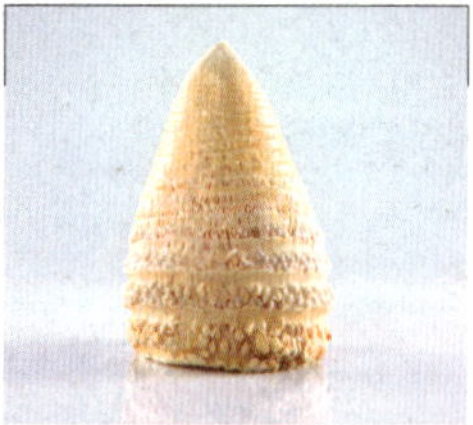

竹笋

降脂减肥

中医功效

滋阴凉血、和中润肠

食用功效

增强机体免疫力

建议食用量

每日50～80克

胆固醇
—
脂肪
0.2克
热量
96千焦

降脂原理

竹笋甘寒通利，其所特有的植物纤维可以有效促进胃肠蠕动，促进排便，减少体内多余脂肪，对高血脂者有较好的食疗作用；另外，竹笋低糖、低脂，有利于减肥。

食用宜忌

◎肥胖症、癌症患者宜食。

◎习惯性便秘及动脉粥样硬化患者宜食。

◎胃溃疡、胃出血、尿路结石、肾炎患者忌食。

◎在挑选鲜竹笋时，以白嫩、光鲜者为佳，然后再闻一下有没有硫黄味。食用前再用清水浸泡10～30分钟，可降低二氧化硫的残留量，降低二氧化硫的危害性。

虾米炒竹笋

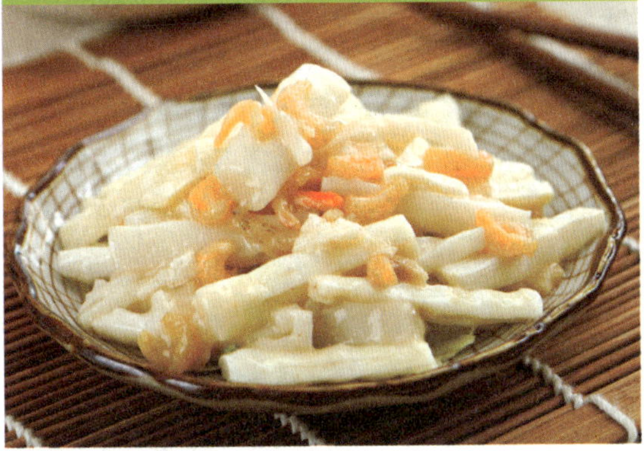

材料 竹笋400克，虾米25克。

调料 料酒、盐、高汤各适量。

做法 ① 将竹笋洗净，用刀背拍松，切成4厘米长段，再切成一字条，放入沸水锅中焯掉涩味，捞出过凉水，备用。

② 将植物油入锅烧至四成热，投入竹笋条稍炸，捞出沥干油，锅内留少许底油，把竹笋条、高汤、盐翻炒至入味后出锅。

③ 锅内放油，烧至五成热，下虾米，烹入料酒、少许高汤，将竹笋段倒入锅中翻炒均匀装盘即可。

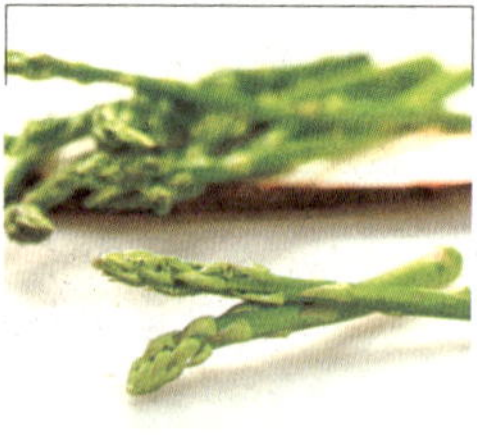

芦笋

促进脂质代谢

中医功效

润肺镇咳、生津利水

食用功效

抑制癌细胞

建议食用量

每日50克左右

胆固醇

—

脂肪

0.1克

热量

93千焦

降脂原理

芦笋营养价值极高，含有多种人体必需氨基酸。其中丰富的膳食纤维，可促进体内多余的脂质与胆固醇的代谢，润肠通便，是减肥佳品。

食用宜忌

◎绿芦笋宜鲜食，可炒、煮、炖、炸或凉拌。

◎想要去除芦笋苦味，可于烹调前先切成条，再在清水中浸泡20～30分钟。

◎痛风患者不宜多食。

◎芦笋中含有叶酸，如果想通过芦笋补充叶酸，应避免将其高温烹煮。

黄金搭档

芦笋＋冬瓜

两者同食，有清热利尿、减肥瘦身的功效。

草菇烧芦笋

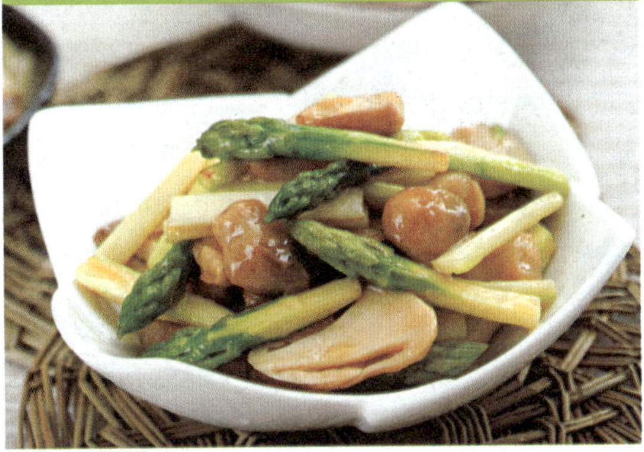

材料 芦笋500克，草菇200克。

调料 胡椒粉、盐、料酒、水淀粉、鲜汤各适量。

做法 ① 将草菇洗净，对切；芦笋洗净，切成段。

② 将锅置中火上，加植物油烧至七成热，放入草菇煸炒几下，加料酒，炒至变色；加入胡椒粉、少量鲜汤烧一下；再加入芦笋段。

③ 用盐、水淀粉调成汁，倒入锅内，炒匀起锅入盘即成。

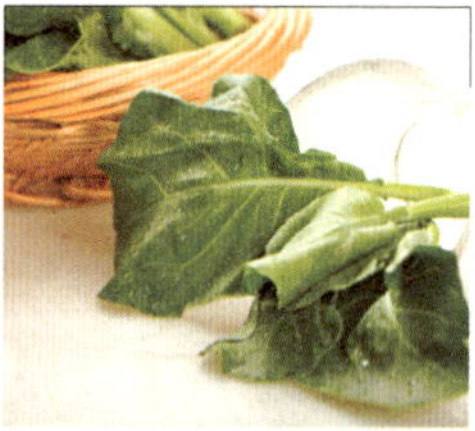

芥蓝

防止脂质沉积

中医功效

除邪热、解劳乏

食用功效

增进食欲、促进消化

建议食用量

每日50克左右

胆固醇

—

脂肪

0.4克

热量

92千焦

降脂原理

芥蓝中含有非常丰富的胡萝卜素与维生素，前者可以防止脂质在血管内的沉积，预防血栓；后者可以降低胆固醇水平，降低血脂。

食用宜忌

◎食欲不振、消化不良者宜食。

◎视力不佳者宜食。

◎心脏病患者宜食。

◎芥蓝有苦涩味，适合清炒，起锅前宜加入少量糖和料酒，以掩盖其苦涩味。

◎芥蓝适用于炒、拌、烧，也可做配料、汤料等。

黄金搭档

芥蓝＋猴头菇

两者同食，有补虚抗癌的功效。

清爽芥蓝

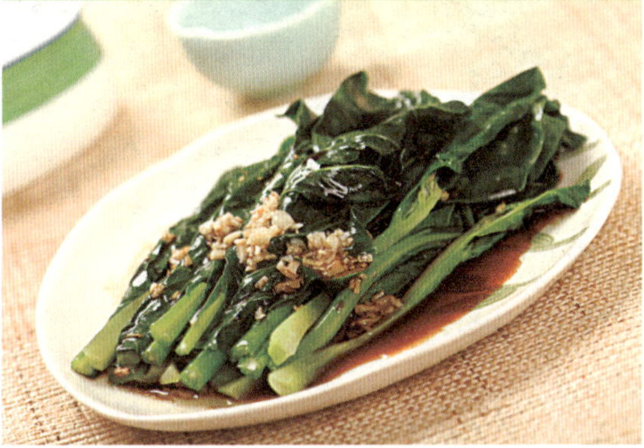

材料 芥蓝300克，姜末、蒜末各适量。

调料 盐、白糖、生抽、蒸鱼豉油各适量。

做法 ① 将芥蓝用清水洗净。

② 锅中倒入适量清水，大火烧沸后，倒入芥蓝，汆烫至芥蓝断生后捞出。

③ 油锅烧热，下姜末、蒜末爆香，加适量水、生抽、蒸鱼豉油、盐、白糖，烧至汤汁浓稠后浇在芥蓝上即可。

保健厨语 芥蓝的维生素含量十分丰富，尤其是鲜品的汁液，服用后对胃病有一定的缓解作用。

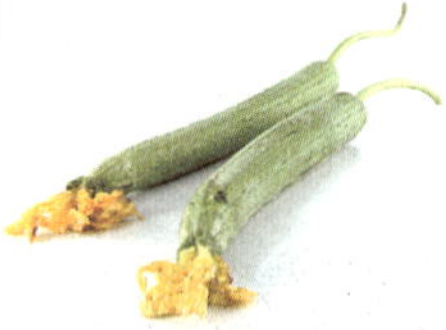

丝瓜

降低胆固醇含量

中医功效

清热化痰、通经活络

食用功效

抗过敏、健脑美容、清热化痰

建议食用量

每日100～200克

胆固醇
—
脂肪
0.2克
热量
90千焦

降脂原理

丝瓜中的维生素C含量较高，可降低人体内胆固醇；另外，丝瓜在瓜类蔬菜中所含营养最为丰富，加上水分足、热量低，很适合减肥者食用，可降低高血脂发生概率。

食用宜忌

◎月经不调、产后乳汁不通的女性宜食。

◎身体疲乏、痰喘咳嗽者宜食。

◎体质虚弱及腹泻者忌食。

◎慢性肠炎、慢性胃炎患者忌食。

◎消化不良者忌食。

黄金搭档

丝瓜＋毛豆

两者同食，有降低胆固醇、增强免疫力的功效。

面筋丝瓜

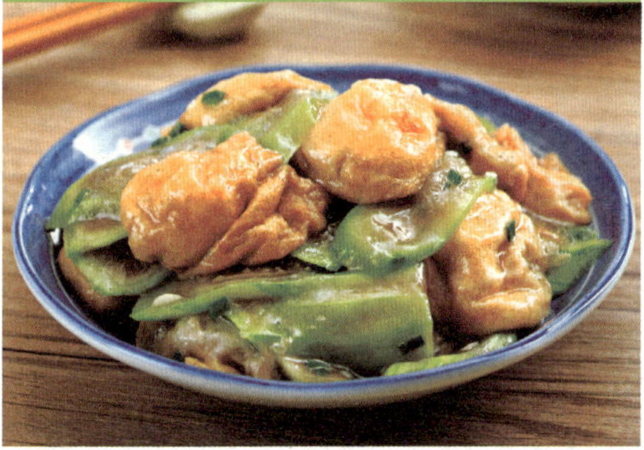

材料 油面筋75克，丝瓜200克，胡萝卜50克，葱少许。

调料 盐、味精、白糖各适量。

做法 ① 将丝瓜去蒂，刮去老皮，用清水洗净，先顺长切成两半，再斜切成片，备用；将油面筋用手撕成小块，放沸水锅内氽烫一下，捞出控净水分；葱洗净，切成末。

② 炒锅置火上，放油烧至五成热，放入丝瓜片滑炒至熟，捞出沥水。

③ 锅留少许底油，置火上烧热，倒入丝瓜片和油面筋块翻炒，淋入香油，装盘即可。

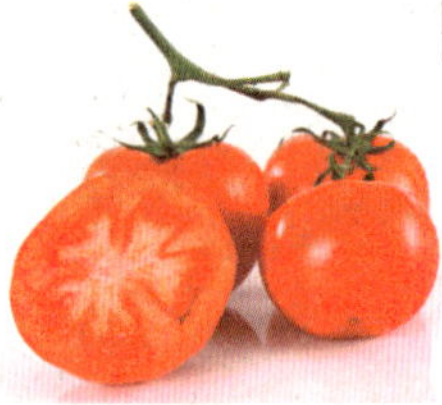

西红柿

维持血管壁弹性

中医功效

生津止渴、补血养血

食用功效

抗氧化、助消化

建议食用量

每日100～200克

胆固醇
—
脂肪
0.2克
热量
85千焦

降脂原理

西红柿中的番茄红素具有抗氧化作用，可以阻止低密度脂蛋白氧化后附着在血管壁上；所含的烟酸能够促进红细胞的生成，可维持血管壁的弹性；所含的苹果酸及柠檬酸，有助于对脂肪的消化。

食用宜忌

◎暑热烦渴、口干发热、食欲不振者宜食。

◎肠胃虚寒者不宜过量食用。

◎女性月经期间尤其是痛经者不宜食用。

◎西红柿在烹调时应避免长时间高温加热。

黄金搭档

西红柿+西蓝花

两者同食，可净化血液、增强抗病毒能力。

西红柿豆腐汤

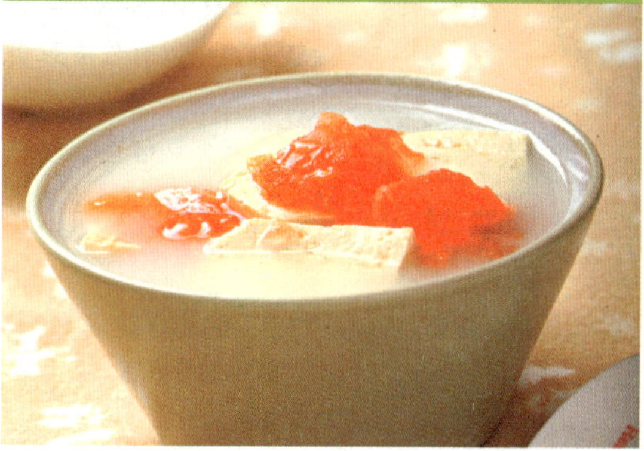

材料 西红柿200克，豆腐200克，紫菜25克。

调料 盐、味精、胡椒粉、水淀粉、鲜汤各适量，白糖少许。

做法 ① 将豆腐切成片，下沸水锅中氽烫一下，捞出，沥水待用；紫菜加清水浸泡，待用。

② 将西红柿洗净，用开水烫后去皮，剁成蓉，下油锅煸炒，加盐、白糖、味精，炒几下，然后倒入碗中待用。

③ 在油锅中放入鲜汤、紫菜、盐、白糖、味精、胡椒粉、豆腐片，烧沸入味，用水淀粉勾芡，再倒入西红柿蓉推匀，出锅即成。

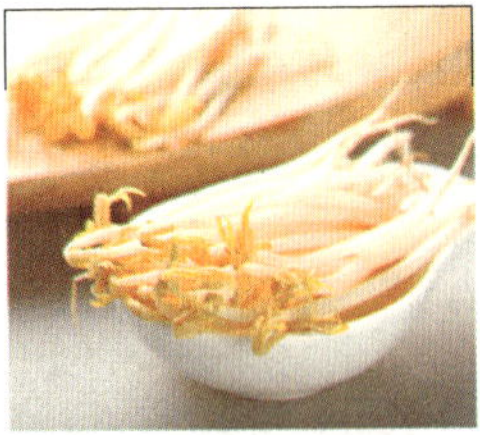

绿豆芽

清除多余脂肪

中医功效

清热解毒

食用功效

防止心血管病变

建议食用量

每日30～50克

胆固醇	脂肪	热量
—	0.1克	81千焦

降脂原理

绿豆芽中的维生素C含量较高，可以有效清除胆固醇和脂肪，预防心血管病变；另外，绿豆芽水分较多，而热量相对较低，对减肥者十分有利。

食用宜忌

◎口腔疾病患者宜食。

◎老年人宜食。

◎心血管疾病患者宜食。

◎吸烟、酗酒者宜食。

◎绿豆芽适合大火烹炒或汆烫后凉拌，不宜长时间烹煮。

黄金搭档

绿豆芽＋醋

两者同食，有醒酒解毒的功效。

三丝炒绿豆芽

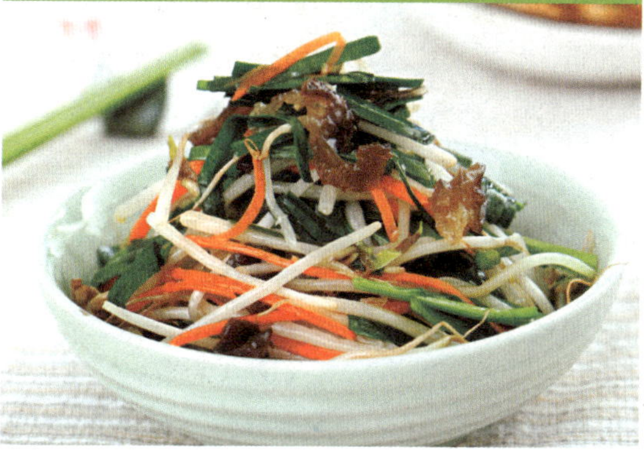

材料 绿豆芽200克，胡萝卜80克，韭菜60克，木耳（泡发）、蒜各适量。

调料 盐、味精各适量。

做法 ① 将绿豆芽洗净。

② 将韭菜择好，用清水洗净，切段备用。

③ 将胡萝卜、木耳分别用清水洗干净，切成细丝。

④ 将蒜去皮洗净，切成末。

⑤ 烧热油锅，放入所有的材料一起煸炒至熟，再调入盐、味精炒匀即成。

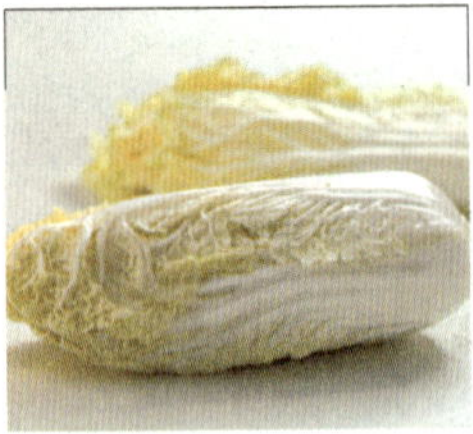

白菜

维持血脂平衡

中医功效

解热除烦、通利肠胃

食用功效

滋阴润燥、抗癌

建议食用量

每日100克

胆固醇
—
脂肪
0.1克
热量
76千焦

降脂原理

白菜中所含的果胶有利于促进体内多余胆固醇的排泄，维持血脂平衡；另外，白菜的热量很低，经常食用可以达到减肥效果。

食用宜忌

◎燥热体质者宜食。

◎选购大白菜时，要挑选颜色鲜亮、无霉斑和老叶的，且以帮叶结实、紧凑，有重量感者为佳。

◎大白菜含有较多的硝酸盐，长时间焖煮可使硝酸盐还原为亚硝酸盐，食用后会导致亚硝酸盐中毒，因此焖煮时间不宜过长。

黄金搭档

白菜+猪肉

两者同食，可改善营养不良、贫血、大便干燥等。

瘦肉炒白菜丝

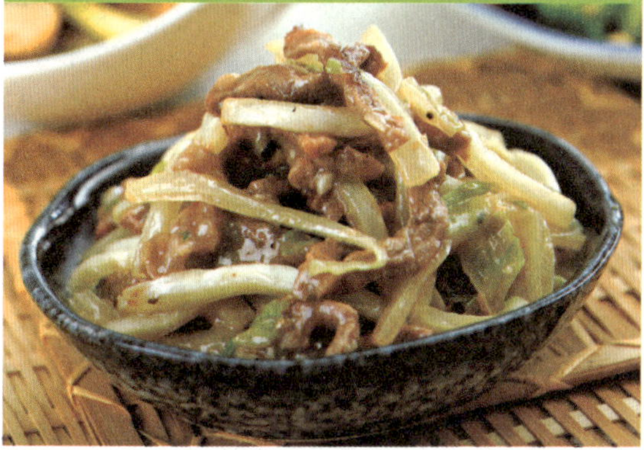

材料 猪瘦肉50克，白菜200克，葱、姜各适量。

调料 酱油15毫升，盐3克，淀粉5克，料酒、醋、香油各适量。

做法 ① 猪瘦肉洗干净，切成丝，用酱油、淀粉、料酒调汁后拌好。

② 白菜择洗干净，用沸水氽烫过，晾凉后切成3厘米长的丝；葱、姜切丝。

③ 植物油入锅烧热，用葱丝、姜丝煸香后，放入猪瘦肉丝煸炒至七成熟，再放入白菜丝翻炒，出锅前放盐，淋入醋、香油即成。

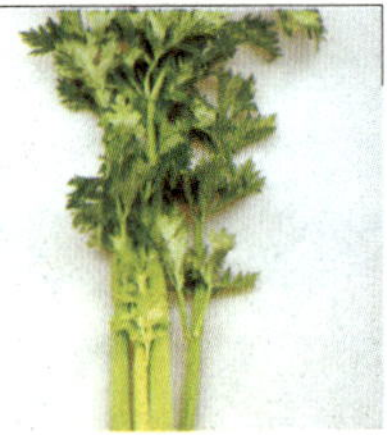

芹菜

促进脂肪代谢

中医功效

平肝清热、祛风利湿

食用功效

预防结肠癌、动脉粥样硬化

建议食用量

每日50克左右

胆固醇
—
脂肪
0.1克
热量
71千焦

降脂原理

芹菜中的膳食纤维含量非常高，有利于降低胆固醇及三酰甘油水平；另外，芹菜多锌，可辅助完成脂肪的代谢，多食有利于降脂。

食用宜忌

◎脾胃虚寒、大便溏薄者忌食。

◎血压偏低者忌食。

◎宜选择肉厚、质密的芹菜，菜心结构要完好，叶柄应脆嫩易折。

◎芹菜宜用保鲜膜或纸巾包好，再放入冰箱，保存天数以不超过5日为佳。

黄金搭档

芹菜+蜂蜜

两者同食，有清热解毒、养肝利胆的功效。

花生芹菜叶

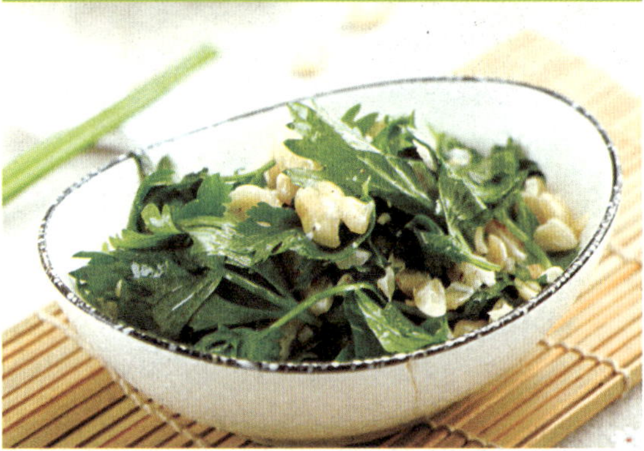

材料 芹菜50克，花生仁100克。

调料 盐、花椒粉、味精、香油各适量。

做法 ①芹菜去叶柄，只留嫩叶，洗净后放沸水锅内氽烫一下，捞出放冷水中过凉，控净水分，备用。

②将花生仁用水浸泡20分钟，再放沸水中烫焖5分钟，取出后去掉外皮，控净水分。

③净锅置火上烧热，放入花生仁，用小火煸炒至熟，倒在案板上，用擀面杖按压成碎粒，待用。

④将芹菜叶和花生碎放在碗里，加入盐、花椒粉、味精和香油拌匀，装盘上桌即可。

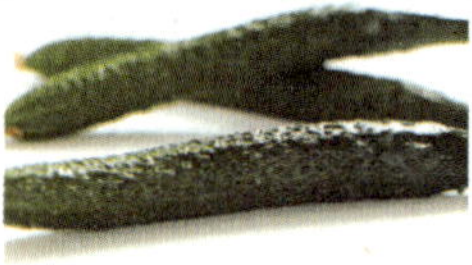

黄瓜

减少脂肪吸收

中医功效

清热利尿

食用功效

抗衰老、降血糖

建议食用量

每日150克

胆固醇

—

脂肪

0.2克

热量

65千焦

降脂原理

黄瓜中含有可抑制糖类、淀粉转化为脂肪的丙醇二酸，可以减少机体对脂肪的吸收；另外，黄瓜中丰富的膳食纤维还可促进胆固醇的排出，有利于降脂。

食用宜忌

◎糖尿病、高血压、高血脂、肥胖症患者宜食。

◎脾胃虚弱、腹痛、腹泻者忌食。

◎肺寒咳嗽者忌食。

◎黄瓜性凉，当水果生吃时，不宜过多，否则容易引起腹泻、腹痛等不适。

黄金搭档

黄瓜+豆腐

两者同食，有解毒消炎、润燥平胃的功效。

黄瓜肉丁

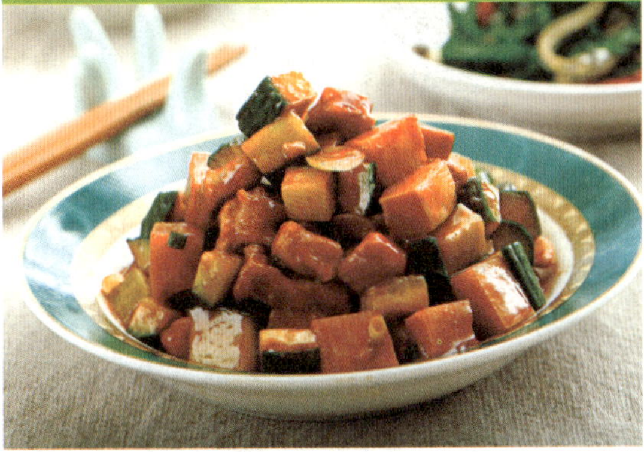

材料 黄瓜150克，猪里脊肉150克，冬笋50克，鸡蛋（取蛋液）半个，面粉、葱花、蒜片各少许。

调料 水淀粉适量，清汤30毫升，料酒、醋、盐、味精、花椒油各少许。

做法 ① 猪里脊肉洗净切丁，放碗里，加入鸡蛋液、水淀粉、面粉拌匀；黄瓜、冬笋去皮洗净，切丁。

② 将黄瓜丁放碗里，与料酒、米醋、盐、味精、葱花、蒜片、水淀粉和清汤一起调成芡。

③ 油锅烧热，下入猪里脊肉丁和冬笋丁炒熟，控油，再倒入做法②的芡汁，炒匀后淋上花椒油即可。

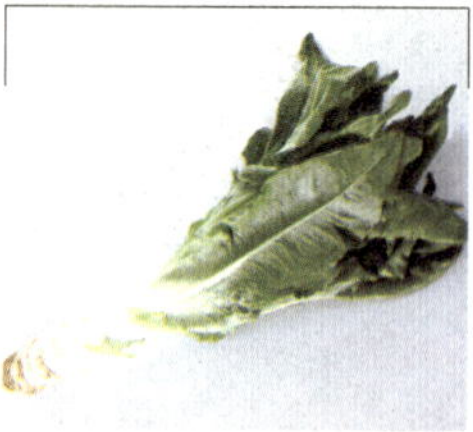

莴苣

促进胆固醇排泄

中医功效

利五脏、通经脉

食用功效

防癌抗癌

建议食用量

每日60克左右

胆固醇

—

脂肪

0.1克

热量

62千焦

降脂原理

莴苣中的乳状浆液，可增强胃液和胆汁的分泌，强化各消化器官的功能，有效缓解各种便秘，从而促进体内代谢平衡；其膳食纤维可促进胆固醇的排出，有利于降脂。

食用宜忌

◎饮酒及醉酒者宜食。

◎眼疾、夜盲症患者及弱视者忌食。

◎痛风患者忌食。

◎莴苣叶营养价值很高，宜一起食用。

◎莴苣炒食时，不宜放太多的盐。

黄金搭档

莴苣＋山药

两者同食，有降低血脂、预防便秘的功效。

嫩姜拌莴苣

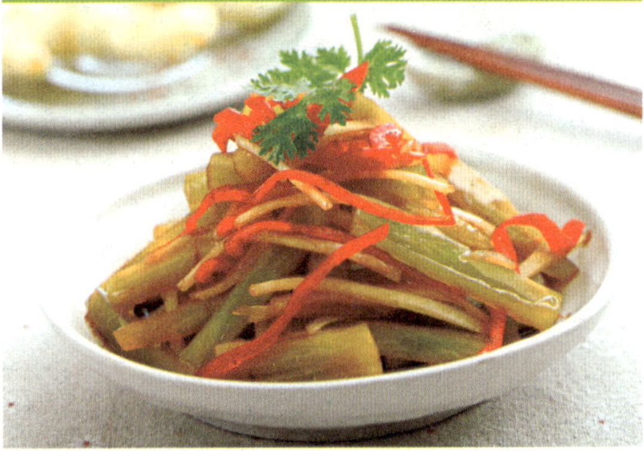

材料 莴苣200克，芥末仁150克，姜50克，红椒丝、香菜叶各少许。

调料 盐、香油、白糖、醋、酱油各适量。

做法 ① 将莴苣削去皮，切成细条状；芥末仁切成长条；嫩姜去皮切丝。

② 将切好的莴苣条加盐拌匀腌渍2小时，腌好后取出洗净汆水，控干后再用白糖、醋腌渍一会儿。

③ 切好的芥末仁条用沸水汆烫一下，控干，放酱油、白糖、醋腌2小时。

④ 切好的姜丝放醋腌半小时。最后将这腌好的三丝放在一起拌匀，淋上香油，用香菜叶点缀即可。

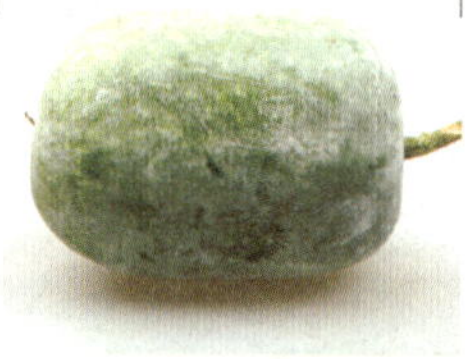

冬瓜

抑制脂肪转化

中医功效

润肺生津、化痰止渴

食用功效

除脂降压

建议食用量

每日150克左右

胆固醇
—
脂肪
0.2克
热量
52千焦

降脂原理

冬瓜中含有的丙醇二酸，对于抑制糖类转化为脂肪有很好的作用；含有的烟酸可降低胆固醇和三酰甘油含量；另外，冬瓜以利水见长，常食可消除浮肿、减肥轻身。

食用宜忌

◎肥胖、夏季暑热烦闷者宜食。

◎慢性肾炎水肿、营养不良性水肿患者宜食。

◎畏寒的老年人忌食。

◎在选购时，宜选择皮薄细嫩、外形完整、表皮有一层粉末的冬瓜。

黄金搭档

冬瓜＋平菇

两者同食，有清热去火、除烦止渴的功效。

甜蜜冬瓜条

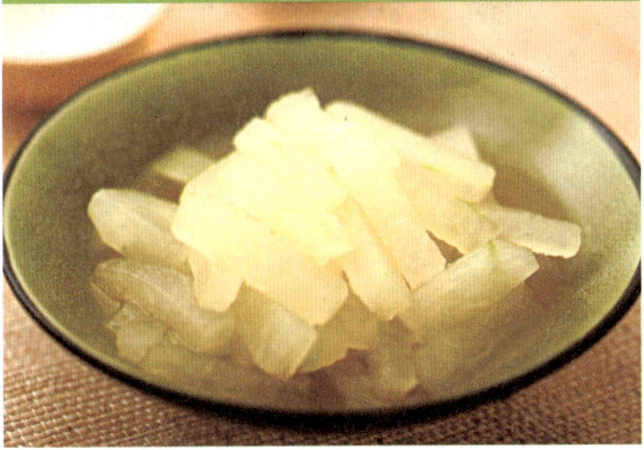

材料 冬瓜350克。

调料 蜂蜜1大匙，橙汁2大匙，白糖3大匙，盐少许。

做法 ①冬瓜去皮、瓤，洗净，切成条状，放入加盐的热水锅中汆烫至断生，捞出，放入凉水中过凉，捞出，沥干，备用。

②将橙汁、盐、白糖和蜂蜜搅拌均匀，调成味汁，备用。

③将冬瓜条放入部分味汁中腌渍至入味，食用时取出摆放在盘内，再淋上剩余味汁即可。

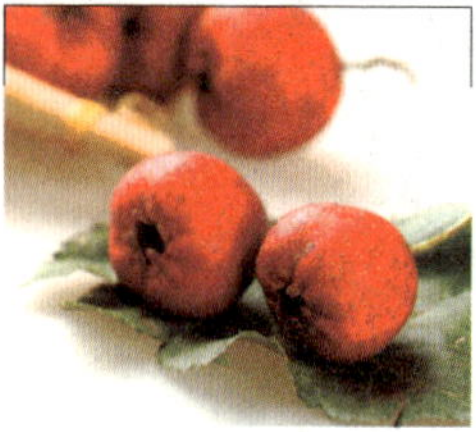

山楂

减少脂肪沉积

中医功效

消食健胃、活血化瘀

食用功效

抑制细菌、抗衰老

建议食用量

每日20～25克

胆固醇
—
脂肪
0.6克
热量
425千焦

降脂原理

山楂中含有多种有效降脂成分，如脂肪酶可促进脂肪分解，减少脂肪的沉积；黄酮类成分可降低胆固醇水平，扩张和软化血管。

食用宜忌

◎高血脂、冠心病、高血压患者宜食。

◎月经不调及产后瘀血者宜食。

◎心气不足引起心慌、脉律不齐者宜食。

◎胸腹胀满、消化不良者宜食。

◎孕妇不宜多食。

黄金搭档

山楂＋芹菜

两者同食，有补血、消食、通便的功效。

山楂玉米

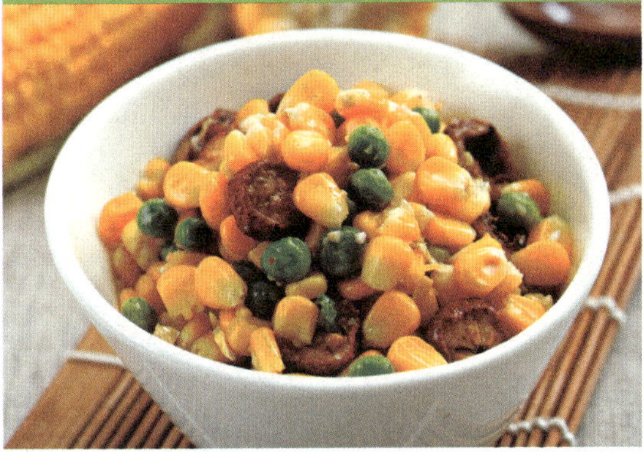

材料 山楂100克，鲜玉米500克，豌豆50克，蒜末少许。

调料 盐、味精各适量。

做法 ① 将山楂去核洗净，切成小块；玉米洗净取粒；豌豆洗净沥干，待用。

② 锅内放油烧热，下蒜末爆香，加入山楂块、玉米粒、豌豆翻炒。

③ 将熟时，放入盐、味精，出锅即可。

保健厨语 山楂，又名红果、山里红等。山楂富含钙质，有消食化积、理气散瘀的功效。山楂还能消除体内多余油脂，排除体内毒素。

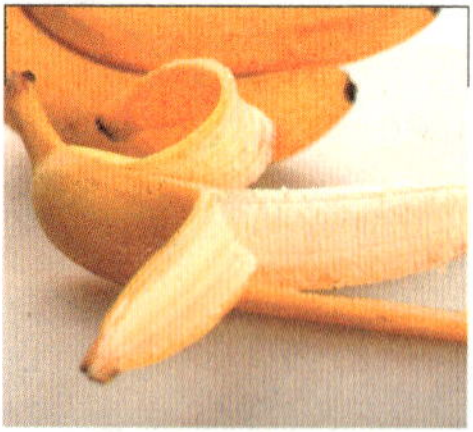

香蕉

预防动脉硬化

中医功效

生津止渴、润肺滑肠

食用功效

降脂、降压

建议食用量

每日1～2根

胆固醇
—
脂肪
0.2克
热量
389千焦

降脂原理

香蕉低脂、高膳食纤维，常食可促进脂肪代谢，有效预防动脉硬化。

食用宜忌

◎虚火上炎、痰多咳嗽者宜食。

◎癌症患者宜食。

◎便秘、痔疮者宜食。

◎饮酒过量者宜食。

◎胃酸过多、胃痛、腹泻者忌食。

◎肾炎患者忌食。

◎关节炎患者忌食。

◎香蕉不宜空腹食用。

黄金搭档

香蕉＋牛奶

两者同食，有补脑壮骨的功效。

香蕉奶香燕麦粥

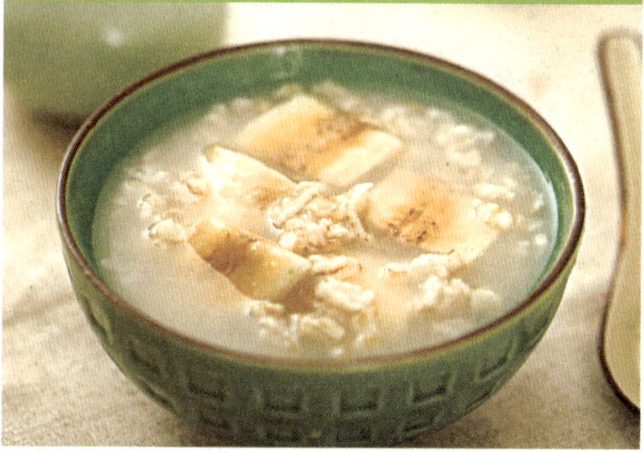

材料 燕麦片100克，香蕉1根，牛奶250毫升。

调料 无。

做法 ① 将锅置火上，加入适量水，大火烧开，放入燕麦片，大火煮开，用小勺撇去浮沫，继续再熬煮20分钟左右。

② 煮至麦片软烂，转小火，加入牛奶。

③ 香蕉去皮切成片或小块，放入锅中，转中火继续煮3分钟即可出锅。

保健厨语 香蕉含有泛酸等成分。泛酸是人体的“开心激素”，可以有效减轻心理压力，解除忧郁，令人快乐开心。

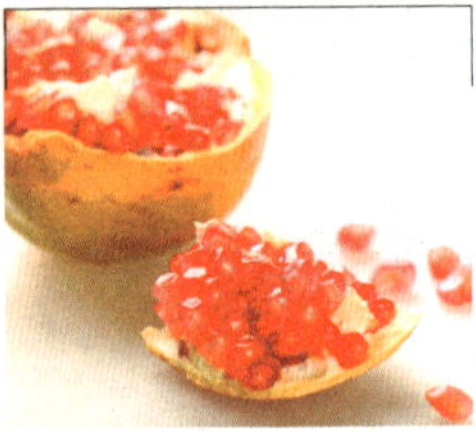

石榴

减缓胆固醇氧化

中医功效

生津止渴、健脾益胃

食用功效

降脂、排毒

建议食用量

每日1～2个

胆固醇	—
脂肪	0.2克
热量	304千焦

降脂原理

石榴的高抗氧化性使其在降脂方面也能发挥一定的作用。坚持饮用石榴汁可减缓胆固醇氧化，降低血液中胆固醇的含量。

食用宜忌

◎适宜发热患者、口舌干燥者食用。

◎便秘、尿道炎、糖尿病患者不宜食用。

◎一次不宜多食。石榴是温性水果，有机酸含量较为丰富，过量食用容易损伤牙齿；其汁液中的色素还可能造成牙齿变黑；另外，多食石榴还容易生痰。

◎吃石榴时，要注意千万不要把石榴汁沾到衣物上，否则不容易清洗干净。

开胃石榴汁

材料 鲜石榴1个，生姜、茶叶各适量。

调料 无。

做法 ① 石榴洗净，连皮带籽捣碎取汁。

② 生姜切薄片，加水煮沸，倒入石榴汁，一起煮沸后再放入茶叶，略煮片刻即可饮汁。

石榴鲜果沙拉

材料 石榴、火龙果、猕猴桃各1个，鲜葡萄适量。

调料 蜂蜜、橄榄油各适量。

做法 ① 石榴洗净后用小刀划开，取出石榴籽；火龙果去皮，切小块；猕猴桃去皮，切小块。

② 葡萄洗净，与石榴籽、火龙果块、猕猴桃块一起放入玻璃碗中，淋上蜂蜜、橄榄油即可食用。

保健厨语 ◎石榴在抑制伤寒杆菌方面居百种中药之首，有涩肠止痢、驱虫止血之功效。

◎甜石榴能生津止渴，酸石榴能改善女性崩漏带下、滑泄不止等。

◎石榴果实营养丰富，成熟时籽粒含糖量高，含苹果酸和枸橼酸，维生素C含量比苹果、梨高出几倍。甜者如蜜，酸者入口齿根生水，酸中泌甜。石榴的果实、果皮、花、根均可作药用。

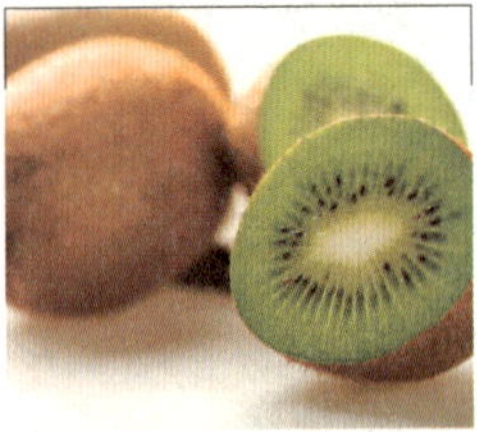

猕猴桃

促进有毒物质代谢

中医功效

清热生津、健脾止泻

食用功效

镇静情绪、防癌

建议食用量

每日50克

胆固醇
—
脂肪
0.6克
热量
257千焦

降脂原理

猕猴桃中膳食纤维含量非常丰富，因而能够有效减少体内胆固醇的堆积，还能降低血液中重金属离子的吸收，净化血液；其强大的助消化能力也可以防止便秘，促进体内有毒物质的代谢，有效预防高血脂、冠心病等心血管疾病。

食用宜忌

◎癌症、高血压、冠心病患者宜食。

◎情绪低落者及常吃烧烤者宜食。

◎严重贫血、先兆性流产、月经过多者忌食。

◎肾病患者忌食。

◎经常性腹泻、尿频者不宜食用。

虾仁水果沙拉

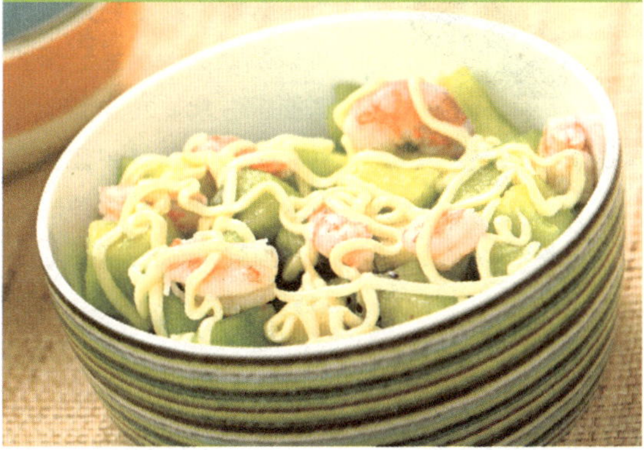

材料 猕猴桃、虾仁各100克，香瓜50克。

调料 沙拉酱2/3大匙。

做法 ① 将虾仁用清水洗净，汆烫备用。

② 猕猴桃、香瓜去皮切小丁，和做法①的虾仁一起入盘，淋上调料即可。

保健厨语 ◎这道菜富含维生素C和膳食纤维，不仅可以美容护肤，还是减肥瘦身必不可少的“利器”。

◎猕猴桃中含有的血清促进素具有稳定情绪、疏缓心情的作用。

◎猕猴桃含有丰富的叶酸，叶酸是构筑健康体魄的必需物质之一，能预防胚胎神经管畸形。

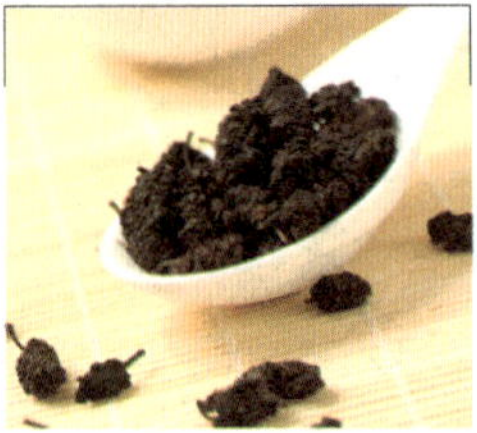

桑椹

防止血管硬化

中医功效

补肝益肾、生津润肠

食用功效

增强免疫力、防癌抗癌

建议食用量

每日30～50克

胆固醇

—

脂肪

0.4克

热量

240千焦

降脂原理

桑椹中的脂肪酸成分可以帮助分解脂肪，降低血脂，并能防止血管硬化等；另外，桑椹中还富含各种维生素和矿物质，对保护血管、降低血脂、促进肠胃蠕动都有很好的作用。

食用宜忌

◎产后血虚或长久劳损、体弱者宜食。

◎老年人肠燥便秘及习惯性便秘者宜食。

◎神经衰弱及失眠患者宜食。

◎风湿性关节炎等风湿病患者宜食。

◎脾胃虚寒及腹泻者忌食。

黄金搭档

桑椹＋粳米

两者同食，有补肝益肾、消除脑疲劳的功效。

桑椹薏鸽汤

材料 鸽肉100克，桑椹、薏苡仁（薏米）各50克，姜片适量。

调料 盐适量。

做法 ① 将桑椹和薏米用清水洗净；鸽肉清洗干净切块，放入沸水中汆烫后捞起，备用。

② 将清水煮沸，倒入隔水大炖盅内，放入处理好的桑椹、薏米、鸽肉、姜片，隔水炖2小时，至鸽肉熟烂后，下入盐调味即可。

桑椹银耳羹

材料 桑椹30克，水发银耳50克。

调料 冰糖少许。

做法 ① 桑椹用盐水浸泡后洗净，沥干，装碗；加入适量冰糖，让冰糖充分溶解，均匀沾满桑椹。

② 银耳洗净入锅炖至软糯，盛起，加入冰糖拌匀，再倒入碗中的桑椹和汁水，与银耳一起搅拌均匀即可食用。

保健厨语 桑椹能显著提高人的免疫功能，有激发淋巴细胞转化的作用，故具有抗衰强身、软化血管之功效。

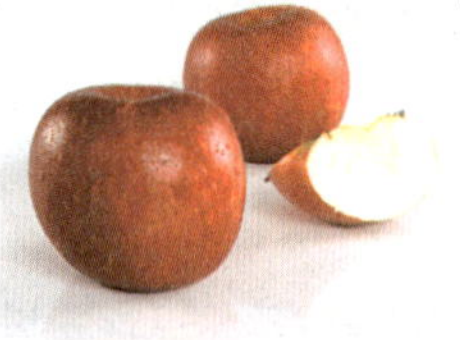

苹果

吸收并排出多余胆固醇

中医功效

生津止渴、健脾益胃

食用功效

降脂、排毒、止泻、通便

建议食用量

每日1～2个

胆固醇	—
脂肪	0.2毫克
热量	227千焦

降脂原理

苹果中的果胶能与体内的胆汁酸结合，吸收多余的胆固醇和三酰甘油，并将其排出体外；其中的维生素和镁等矿物质也能协助降低二者的含量，有利于降低血脂。

食用宜忌

◎高血压、高血脂、肥胖者、癌症患者宜食。

◎婴幼儿、老年人、饮酒者宜食。

◎苹果不宜和香蕉在一起存放，否则会缩短保存时间。

◎苹果切开后宜马上放入清水中浸泡，以免氧化变色。

黄金搭档

苹果＋牛奶

两者同食，有清凉解渴、防癌抗癌的功效。

苹果炖银耳

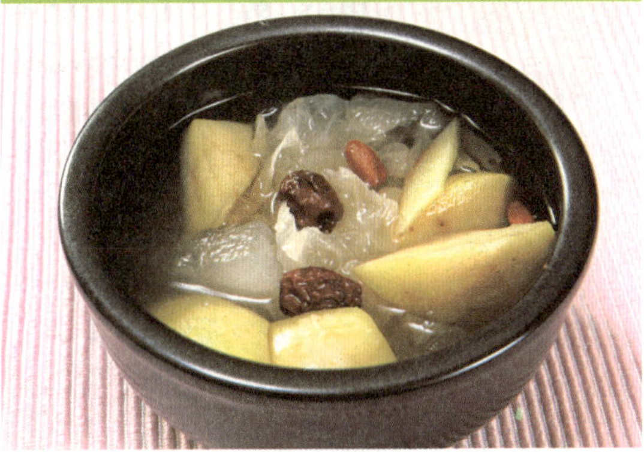

材料 苹果2个，红枣、银耳各50克，枸杞子、姜各适量。

调料 冰糖适量。

做法 ① 苹果洗净后去核及皮，切块；红枣洗净后用温水泡软；银耳充分泡发后去蒂，撕小朵；姜洗净后切小片。

② 取炖盅一个，放入苹果块、红枣、银耳、姜片和适量清水。

③ 然后放入冰糖，盖上盖子后大火烧开，中火炖约半小时，再撒入枸杞子略炖即可起锅。

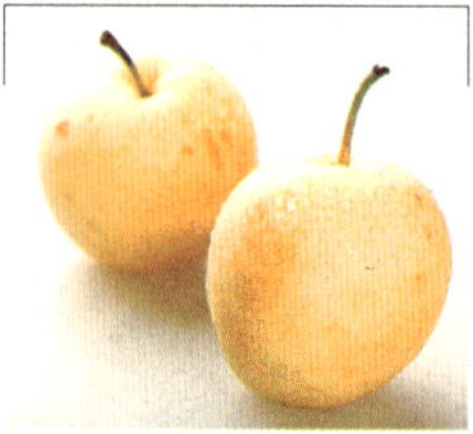

梨

降低胆固醇水平

中医功效

润肺止咳、养血生肌

食用功效

降脂、促消化、防癌

建议食用量

每日1个

胆固醇
—
脂 肪
0.2克
热 量
211千焦

降脂原理

梨鲜嫩多汁，果胶含量非常丰富，有较好的润肠通便作用，可促进体内多余胆固醇和脂肪的排出，降低胆固醇水平。

食用宜忌

◎肝炎、肝硬化患者宜食。

◎心脏病、支气管炎患者宜食。

◎常年吸烟者、播音员、教师宜食。

◎脾胃虚寒、长期腹泻者忌食。

◎孕妇及月经期女性忌食。

◎慢性胃炎患者忌食。

黄金搭档

梨＋橙子

两者同食，有美容养颜的功效。

草莓梨子汤

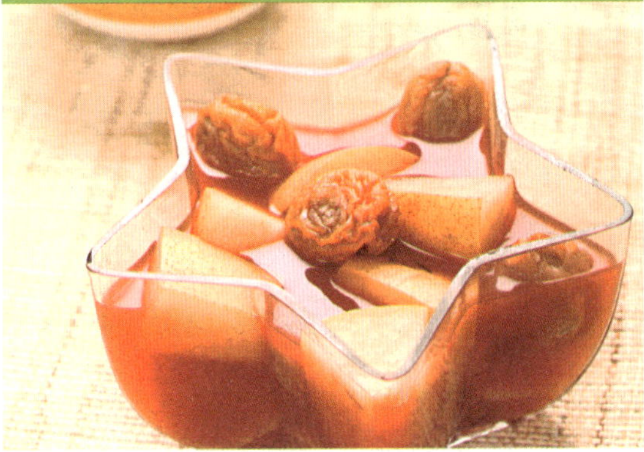

材料 雪梨200克，草莓150克，杏干50克。

调料 蜂蜜适量。

做法 ① 雪梨洗净切块，与杏干一起放入锅中，加适量水，大火煮沸，再转小火继续煮10分钟。

② 草莓洗净，入榨汁机中打蓉，倒入雪梨杏干汤略煮，即可关火。

③ 倒入碗中，依个人口味加入适量的蜂蜜即可。

保健厨语 梨中含有丰富的B族维生素，能保护心脏，减轻疲劳，增强心肌活力，降低血压。

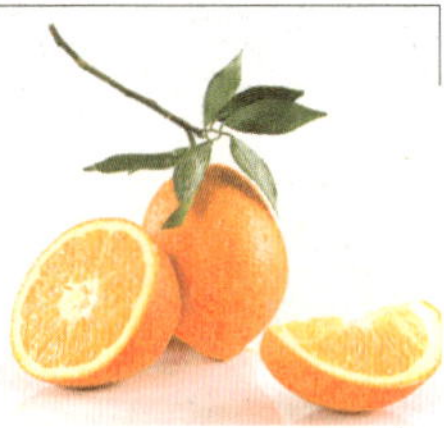

橙子

增加高密度脂蛋白含量

中医功效

生津止渴、和胃止痛

食用功效

降脂、防癌

建议食用量

每日1～2个

胆固醇

—

脂肪

0.2克

热量

202千焦

降脂原理

橙子中含有橙皮苷、类黄酮和芦丁等物质，可增加高密度脂蛋白含量，排出胆固醇，疏通血管，降低血脂。

食用宜忌

◎老年人、高血脂者宜食。

◎关节炎患者宜食。

◎糖尿病患者要尽量少吃。

◎脾胃虚寒、腹泻腹痛者忌食。

◎不宜仅喝橙汁。因为橙汁加工过程中，维生素C、黄酮类物质和类胡萝卜素损失很多，许多膳食纤维也损失了。

黄金搭档

橙子＋猕猴桃

两者同食，有降压降脂的功效。

橙汁肉片

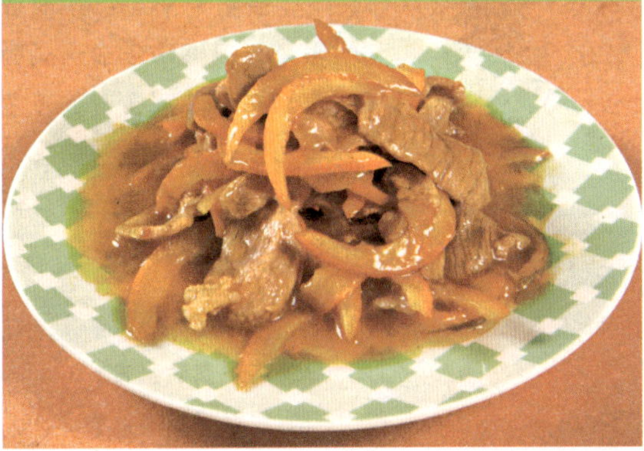

材料 橙子1个，猪瘦肉适量，鸡蛋（取蛋清）1个。

调料 料酒3小匙，酱油2小匙，盐1小匙，水淀粉适量。

做法 ① 橙子取果肉榨汁，橙皮用清水洗净后切丝，备用。

② 猪瘦肉洗净，切成片，加蛋清、料酒和适量盐拌匀，腌渍20分钟。

③ 油锅烧热，下猪瘦肉片，双面各煎约2分钟后盛出，沥干油分，备用。

④ 锅内留底油烧热，倒入酱油、橙汁和水淀粉勾芡，再放入猪瘦肉片和橙皮丝炒匀入味即可。

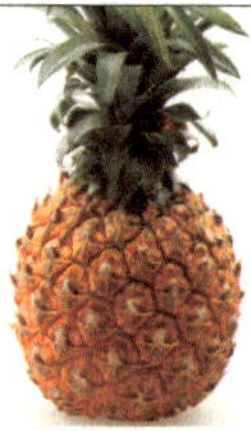

菠萝

溶解血栓

中医功效

健脾止渴

食用功效

消炎、止泻

建议食用量

每日50克

胆固醇
—
脂 肪
0.1克
热 量
182千焦

降脂原理

菠萝中的维生素C含量很高，能够降低血清胆固醇含量；菠萝含有的菠萝蛋白酶还具有溶解血栓的功效，可预防动脉粥样硬化等心血管疾病。

食用宜忌

◎身热烦渴者宜食。

◎支气管炎患者宜食。

◎消化不良者宜食。

◎胃寒者忌食。

◎皮肤湿疹、疖疮患者忌食。

◎家里装修后，很多人把菠萝放在室内吸附异味，这样使用过的菠萝不能再食用。

黄金搭档

菠萝+蜂蜜

两者同食，有缓解支气管炎的功效。

菠萝豆浆

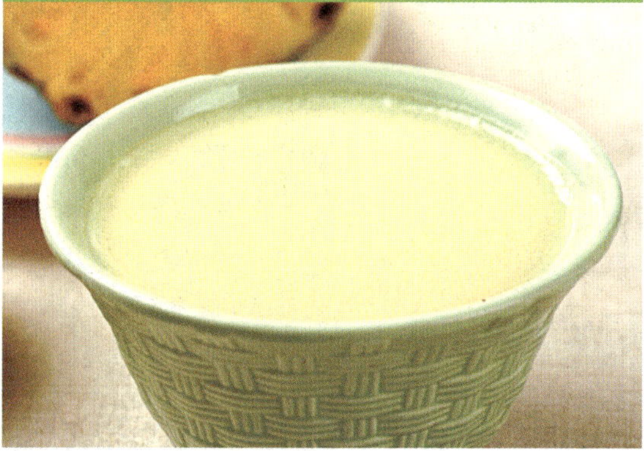

材料 黄豆60克，菠萝肉50克。

调料 盐少许。

做法 ①将黄豆用清水浸泡至软后洗净；菠萝肉切小块，用淡盐水浸泡30分钟。

②将泡好的黄豆、菠萝块一同倒入全自动豆浆机中，加入适量水煮成豆浆即可。

保健厨语 菠萝果肉中的菠萝酶对口腔黏膜有刺激作用，因此一定要在清洗后再食用菠萝。清洗时，要将其放在冷盐水中浸泡，经过充分浸泡后的菠萝才可食用。

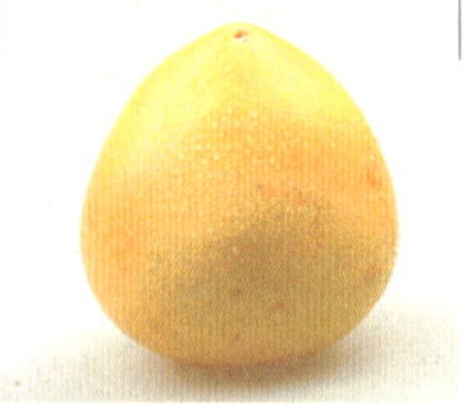

柚子

降低血脂、血糖

中医功效

止咳平喘

食用功效

修复皮肤组织

建议食用量

每日50克左右

胆固醇

—

脂肪

0.2克

热量

177千焦

降脂原理

柚子中含有大量的维生素C，可降低血液中胆固醇含量；其果胶可降低低密度脂蛋白水平；新鲜柚子中还含有类似胰岛素成分，可有效降低血糖，预防糖尿病并发高血脂。

食用宜忌

◎胃病及消化不良者宜食。

◎糖尿病患者宜食。

◎慢性支气管炎、咳嗽、痰多气喘者宜食。

◎气虚体弱者不宜多食。

◎服药时不宜食柚子或饮柚子汁，否则易出现头昏、心律失常等不良反应。

黄金搭档

柚子＋银耳

两者同食，有滋阴润肺、调节血糖的功效。

白菜柚子汤

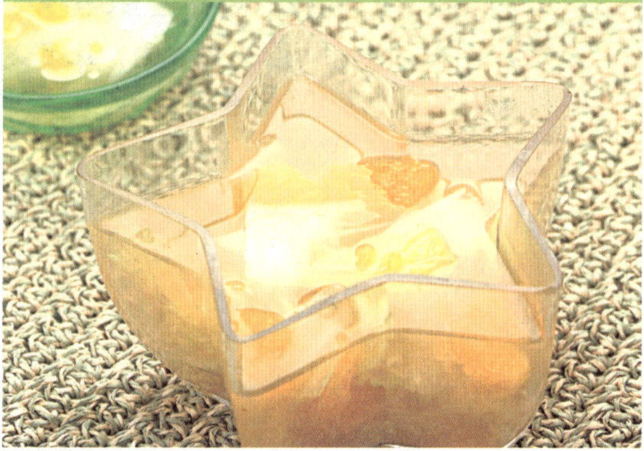

材料 柚子肉50克，白菜100克。

调料 糖适量。

做法 ① 白菜洗净，切成块。

② 将柚子肉入凉水锅中煮沸5分钟，放入白菜块煮熟，再放入糖调味即可。

保健厨语 ◎柚子以含维生素C丰富而著称，多补充维生素C可保持皮肤弹性、防止皱纹、抑制黑色素形成等。

◎人们遇到食积不化或者是悲愤忧思、心情抑郁，便会出现胸膈胀满、嗳气不畅、食不下咽等症状，此时，食用柚皮颇有疗效。

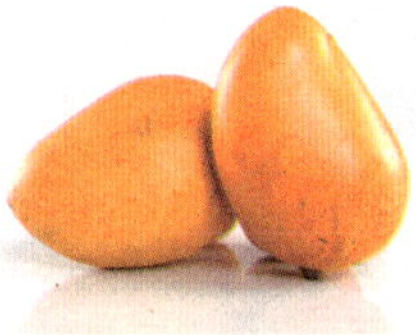

芒果

促进脂肪代谢

中医功效

生津止渴、润肺滑肠

食用功效

降脂、降压

建议食用量

每日1～2个

胆固醇

—

脂肪

0.2克

热量

146千焦

降脂原理

芒果中维生素C含量要远高于一般水果，且比较稳定不易受损，因而常食芒果可以摄入足量维生素C，起到降低体内胆固醇、三酰甘油水平的作用，有利于降血脂。

食用宜忌

◎饭后不可食用芒果。因为芒果富含蛋白质，饱饭后再吃芒果，会加重肠胃负担。

◎某些人食用芒果会引起过敏性皮炎。这是因为芒果中含有一种特殊物质，特别是不完全成熟的芒果还含有醛酸，对皮肤黏膜有一定的刺激作用。

◎不宜多食。多食芒果能引起肾损害。

蔬果鲜虾

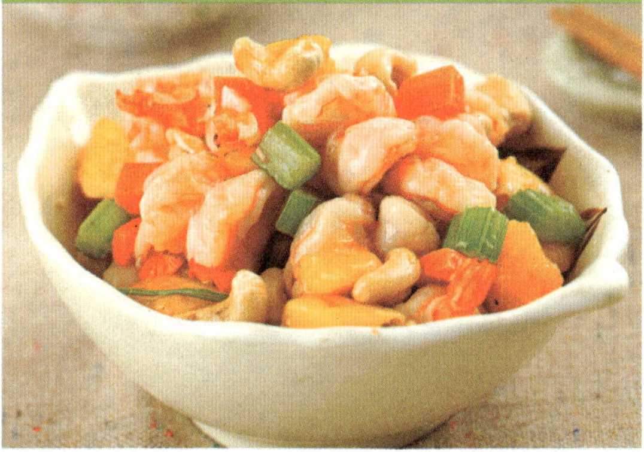

材料 大芒果200克，鲜虾仁100克，西芹、胡萝卜各40克，炸腰果仁、蒜末、姜末各少许。

调料 水淀粉、料酒、鲜汤、味精各适量。

做法 ① 大芒果洗净，切两半，削下果肉，切粒；西芹、胡萝卜分别洗净，切成丁；鲜虾仁洗净备用。

② 烧热油锅，入鲜虾仁炒至熟，再入胡萝卜丁、西芹丁翻炒数下，捞出，备用。

③ 另起油锅，入姜末、蒜末爆香，再入胡萝卜丁、西芹丁、虾仁，烹入料酒和味精调味，再用水淀粉勾芡，最后入炸腰果仁、芒果丁炒匀即成。

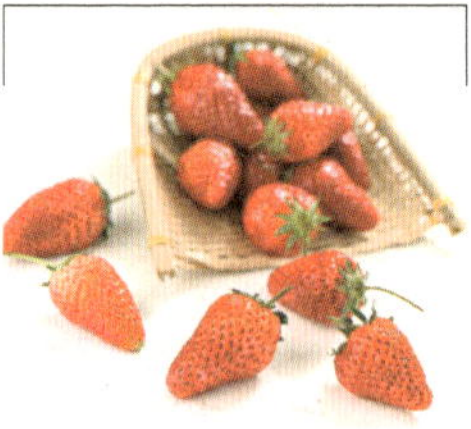

草莓

促进脂肪代谢

中医功效

润肺生津、清热凉血

食用功效

降脂、排毒

建议食用量

每日50克

胆固醇
—
脂肪
0.2克
热量
134千焦

降脂原理

草莓中的维生素C含量要远远高于苹果、葡萄等，可以有效地保护血管；其中的有机酸等成分可以起到促进脂肪代谢的作用。

食用宜忌

◎腹泻、吸烟、牙龈出血者宜食。

◎高血压、高血脂者宜食。

◎尿路结石患者忌食。

◎草莓表面粗糙，不易洗净，用淡盐水或高锰酸钾水浸泡10分钟，既能杀菌又较易清洗。

黄金搭档

草莓＋酸奶

两者同食，有促进消化、美容养颜、降脂减肥的功效。

草莓香蕉豆浆

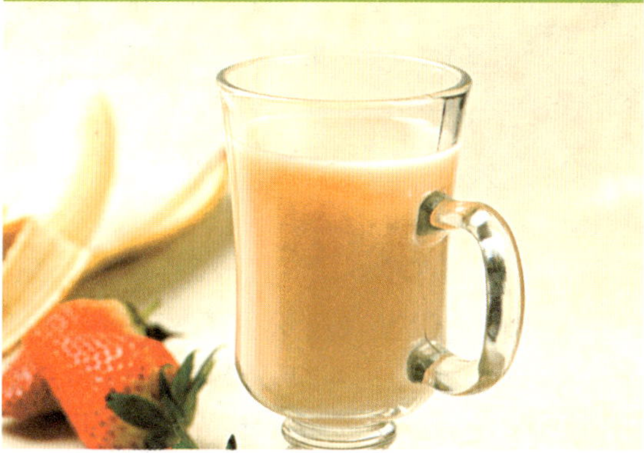

材料 黄豆100克，草莓30克，香蕉半根。

调料 白糖适量。

做法 ① 将黄豆加水泡至软，捞出洗净；草莓去蒂、洗净；香蕉去皮后切成小块。

② 将做法①中的材料放入全自动豆浆机中，加入适量水煮成豆浆，加入白糖调味即可。

保健厨语 ◎用淡盐水浸泡草莓10分钟，再用清水冲洗，便可洗净草莓。

◎香蕉皮有很多鲜为人知的作用，可以用它做面膜，贴在面部10分钟后洗净，能使皮肤美白光滑；还可以用它来擦手，以缓解皮肤皲裂。

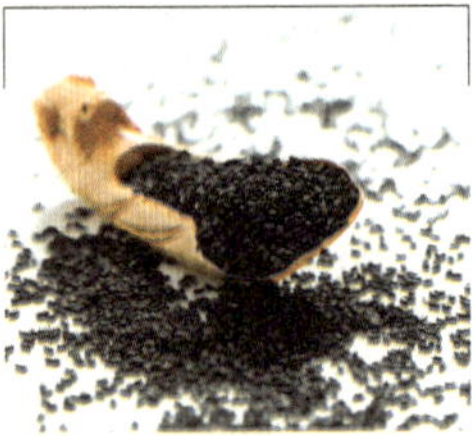

黑芝麻

降低血黏度

中医功效

滋补肝肾、生津润肠

食用功效

降脂、抗衰

建议食用量

每日5～10克

胆固醇
—
脂肪
46.1克
热量
2340千焦

降脂原理

黑芝麻中所含的抗氧化成分可增加好胆固醇，减少坏胆固醇；黑芝麻的种皮中含有的花青素能够阻止自由基的产生，降低血黏度。

食用宜忌

◎肝肾不足所致的眩晕眼花、腰酸腿软、耳鸣耳聋、脱发白发患者宜食。

◎慢性神经炎、末梢神经麻痹患者宜食。

◎高血压患者宜食。

◎便溏腹泻者忌食。

◎燥热体虚者忌食。

◎慢性肠炎者忌食。

黄金搭档

黑芝麻＋桑椹

两者同食，有降低血脂的功效。

黑芝麻糊

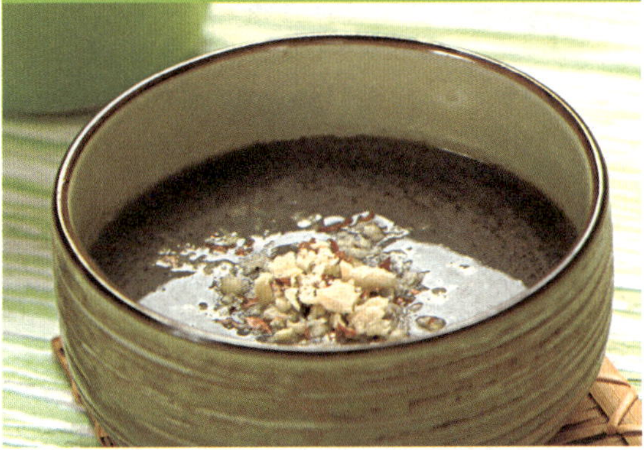

材料 黑芝麻半杯，糯米粉3大匙（黑芝麻和糯米粉比例为3:1），花生碎、核桃碎、牛奶各适量。

调料 白糖适量。

做法 ① 黑芝麻洗净，沥干，入锅炒熟。

② 将炒好的黑芝麻放入搅拌机中，再加入适量清水，搅打成糊状，倒入容器内。

③ 糯米粉加少许清水搅拌成糊状。

④ 取小汤锅，倒入黑芝麻糊、清水、牛奶和白糖，开火加热，边煮边搅拌，然后再一点点地加入做法③调成的糊，继续边煮边搅拌，至煮沸就可以了。

⑤ 最后撒花生碎、核桃碎即可。

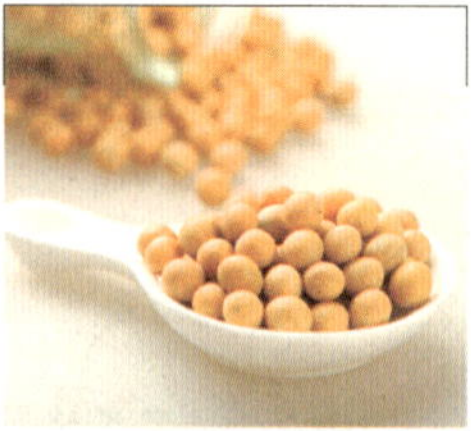

黄豆

抑制脂肪吸收

中医功效

健脾宽中、润燥消肿

食用功效

增强免疫力

建议食用量

每日40克左右

胆固醇

—

脂肪

16克

热量

1631千焦

降脂原理

黄豆中富含的卵磷脂可清除血管壁上的胆固醇，还能防止肝脏内脂肪的过多积存；其中的可溶性膳食纤维也对降低胆固醇有益；大豆皂苷则可抑制身体对脂肪的吸收。

食用宜忌

◎直接食用黄豆所得到的营养价值更全面。

◎常吃黄豆可以有效缓解更年期综合征。

◎晚上吃黄豆会影响睡眠，因此，晚上宜少食。

◎黄豆与排骨同食可更大提升蛋白质价值。

黄金搭档

黄豆＋红枣

两者同食，可补铁、补锌。

黄豆排骨蔬菜汤

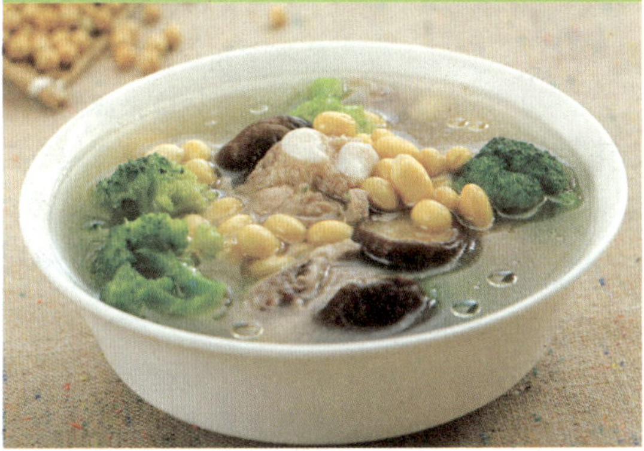

材料 排骨450克，黄豆100克，西蓝花20克，香菇4朵。

调料 盐适量。

做法 ①将黄豆洗净，香菇去蒂洗净切半，西蓝花剁朵洗净。

②排骨洗净，剁小块放入沸水锅中，汆烫以去血水。

③将黄豆、排骨放入锅中加水煮，大火开后转小火，约煮60分钟，再放入香菇、西蓝花、盐，煮沸后即可熄火。

保健厨语 香菇能减少血液中的脂肪和皮下脂肪，适合减肥者食用。

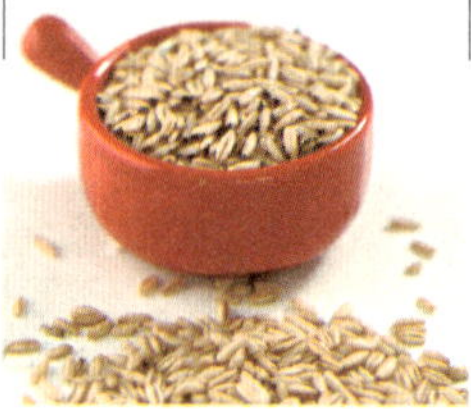

燕麦

降低胆固醇水平

中医功效

补虚止汗

食用功效

补钙、缓解便秘

建议食用量

每日40克左右

胆固醇
—
脂肪
6.7克
热量
1579千焦

降脂原理

燕麦中含有极其丰富的不饱和脂肪酸——亚油酸，可有效降低胆固醇的水平；另外，燕麦属于粗加工食品，膳食纤维含量较高，对降脂、降胆固醇也有较好的作用。

食用宜忌

◎煮食燕麦时，不宜加入奶精、糖精等物质。

◎燕麦不可一次性食用过多，否则会影响钙、磷、铁等的吸收，导致体内矿物质失衡。

◎燕麦片煮后食用，这样可以摄入更充足的膳食纤维。

黄金搭档

燕麦＋橙子

两者同食，有预防胆结石的功效。

燕麦绿豆粥

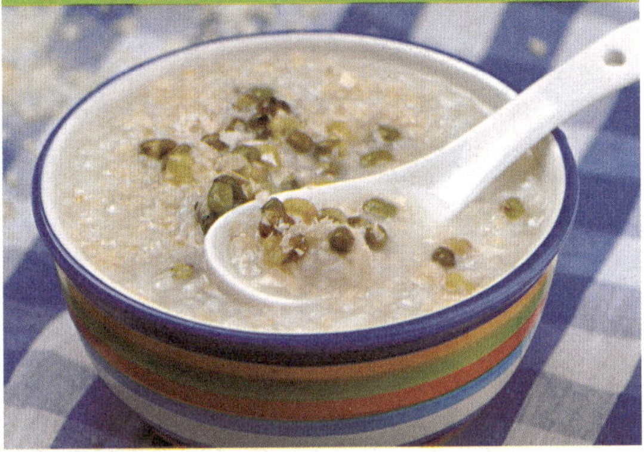

材料 绿豆100克，燕麦60克，小米50克，糯米40克。

调料 盐（或白糖）适量。

做法 ①绿豆洗净，用冷水浸泡2小时，再加水煮2小时，取出备用。

②小米、糯米、燕麦分别洗净，用冷水浸泡20分钟后捞出，沥干水分，再放入锅内，加清水用大火烧沸，然后改用小火熬煮约45分钟，至粥将成。

③加入煮好的绿豆汤，将绿豆、小米、糯米、燕麦拌匀煮沸，撒入盐或白糖调味即可。

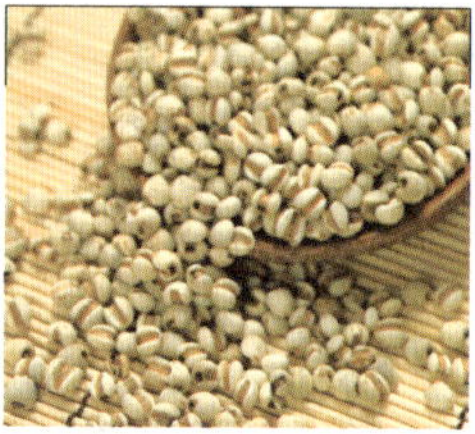

薏米

抑制胆固醇吸收

中医功效

健脾利水

食用功效

防癌、美肤

建议食用量

每日20～30克

胆固醇

—

脂肪

3.3克

热量

1512千焦

降脂原理

薏米所含的膳食纤维也非常丰富，可促进胃肠蠕动，加速废弃物的排泄，并减少肠道对胆固醇的吸收，抑制其在肝脏内的合成，有利于降脂。

食用宜忌

◎薏米宜煮软或炒熟后食用。

◎薏米在煮之前先用温水浸泡2个小时左右，再入锅煮，可加速熟烂。

◎孕妇忌食薏米。

◎汗少、便秘者不宜食用。

◎薏米最简单的食用方法是：将炒过的薏米当茶用来泡水喝。

黄金搭档

薏米＋冬瓜

两者同食，有消暑利湿、降低血脂的功效。

薏米红绿豆浆

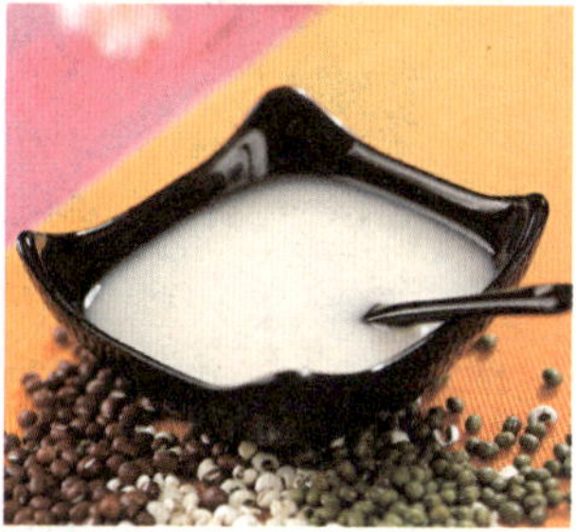

材料 薏米30克，绿豆、红豆各20克。

调料 无。

做法 ① 薏米淘洗干净，用清水浸泡2小时；绿豆、红豆分别淘洗干净，用清水浸泡至软。

② 将泡好的绿豆、红豆、薏米一同倒入全自动豆浆机中，加入适量水煮成豆浆即可。

黑青豆薏米豆浆

材料 薏米50克，青豆、黑豆各25克。

调料 冰糖适量。

做法 ① 薏米淘洗干净，用清水浸泡2小时；将黑豆和青豆用清水浸泡至软，洗净。

② 将浸泡好的黑豆、青豆和薏米一同倒入全自动豆浆机中，加入适量水煮成豆浆。

③ 将豆浆过滤，加入冰糖调味即可。

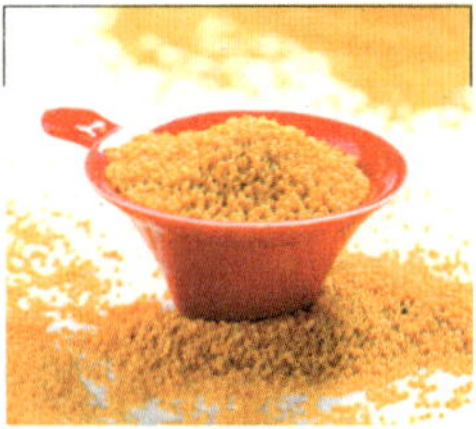

小米

改善脂质代谢

中医功效

健脾和胃、补益虚损

食用功效

补充维生素、预防口角生疮

建议食用量

每日50克左右

胆固醇
—
脂肪
3.1克
热量
1511千焦

降脂原理

小米以富含B族维生素著称，对保护血管有利；其所富含的维生素E具有抑制血小板凝集、减少低密度脂蛋白产生的作用；所含的烟酸也对降低胆固醇有利。

食用宜忌

◎煮小米粥的时候不宜太稀薄，否则不利于小米中营养素的溶出，而且口感也不好。

◎小米不宜作为日常主食。

◎淘洗小米时忌过于频繁。

◎糖尿病患者不宜多食。

黄金搭档

小米＋红糖

两者同食，有补虚、补血的功效。

骨汁小米粥

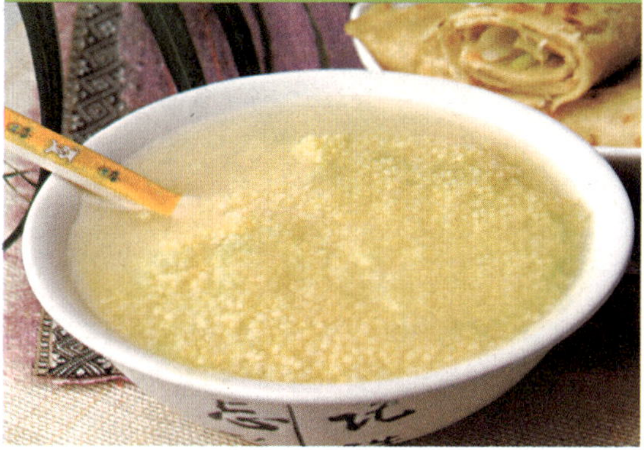

材料 羊脊骨1 000克，小米100克。

调料 盐1小匙。

做法 ① 先将羊脊骨洗净砸碎，加入清水煮沸后捞出羊骨，取汁。

② 将小米淘洗干净，加入羊骨汁用小火煮粥。

③ 粥熟后加入盐调味即可食用。

保健厨语 小米味甘，性微寒，具有益气、补脾、和胃、安眠的功效。羊脊骨含磷酸钙、碳酸钙、骨胶原、骨类黏蛋白、弹性硬蛋白等，适用于肾虚腰痛等。故此粥对补虚损、除温热、补脾肾虚弱有非常好的作用，常食能辅助治疗遗精、筋骨疼痛等症状。

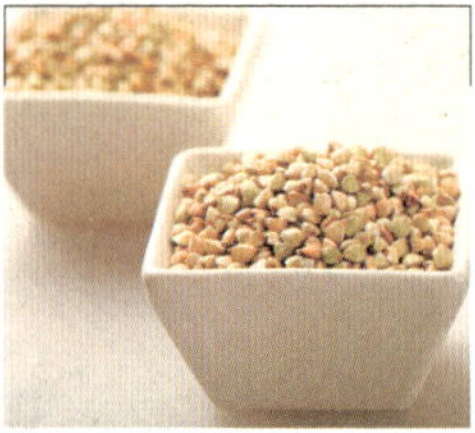

荞麦

扩张血管，抑制血栓

中医功效

健脾益气

食用功效

消炎、降脂

建议食用量

每日20～30克

胆固醇	—
脂肪	2.3克
热量	1410千焦

降脂原理

荞麦中丰富的维生素E和可溶性膳食纤维以及烟酸、芦丁等成分都对降低人体胆固醇水平有益；荞麦中的镁成分，则能够扩张血管，防止血栓形成。

食用宜忌

◎糖尿病者宜食。

◎皮肤过敏者慎食。

◎脾胃虚寒、消化功能不佳、经常腹泻的人应该尽量少吃。

◎荞麦不宜单独食用，最好能与其他谷物搭配煮粥食用。

黄金搭档

荞麦＋酸奶

两者同食，可有效降低胆固醇。

荞麦薏米粥

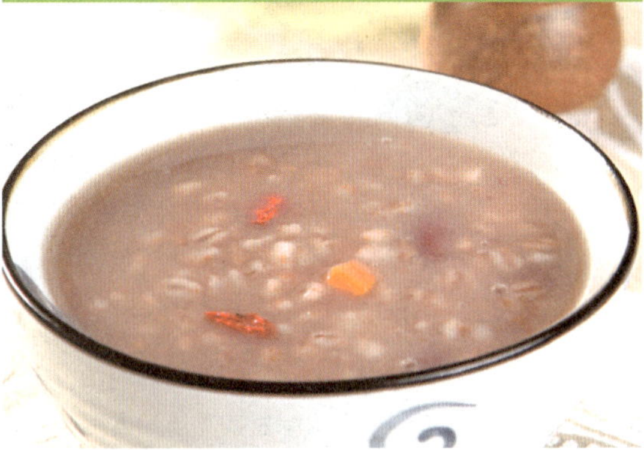

材料 糙米100克，荞麦50克，薏米30克，枸杞子、玉米粒各适量。

调料 红糖适量。

做法 ① 先将糙米、薏米和荞麦、玉米粒淘洗干净，然后置于冷水中浸泡2小时左右，捞出，沥干水分；枸杞子用水淘洗干净，备用。

② 锅置火上，加入水用大火烧开，再将糙米、薏米和荞麦、玉米粒倒入锅内，再次大火烧开，而后改用小火，并加入枸杞子，慢慢煮至黏稠。

③ 最后根据个人口味加入适量红糖即可。

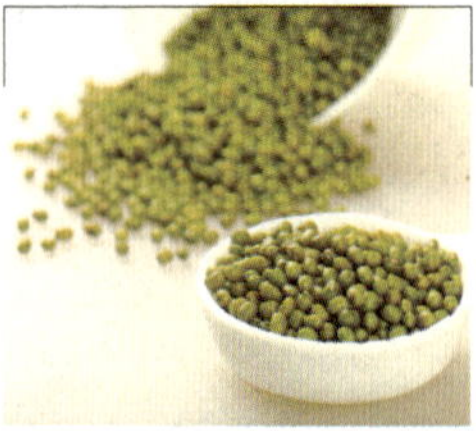

绿豆

降低三酰甘油水平

中医功效

清热解毒

食用功效

抗过敏、降脂

建议食用量

每日15～30克

胆固醇

—

脂肪

0.8克

热量

1376千焦

降脂原理

绿豆中含有一种多糖成分，可以增强血清脂蛋白酶的活性，降低三酰甘油水平；另外，绿豆还能促进胆固醇在肝脏中的分解，抑制小肠对胆固醇的吸收，进而达到降脂效果。

食用宜忌

◎绿豆宜煮汤粥食用。

◎常食绿豆，有助于排毒，特别是铅毒。

◎绿豆不宜用铁锅煮。

◎绿豆忌与碱共用。

◎虚弱或寒证者或正在服用温补类食物或药物的人应避免食用。

黄金搭档

绿豆＋南瓜

两者同食，有降低血糖的功效。

粗粮乡巴蛋

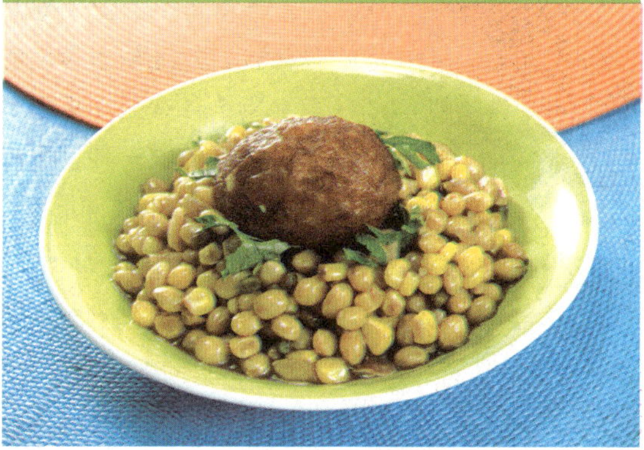

材料 土鸡蛋1个，新麦米、嫩玉米粒、黄豆、绿豆各100克，花生仁、香菜末各适量。

调料 香油、酱油、红卤水、白糖、料酒、醋各适量，味精、辣椒油、花椒粉、盐、面粉各少许。

做法 ① 锅中加清水、红卤水和洗净的土鸡蛋，煮熟后浸泡10分钟捞出去壳，蘸面粉，入油锅炸酥。

② 花生仁炸熟研碎；将4种粗粮分别洗净后入锅煮至熟软，再加盐、味精和香油拌匀，备用。

③ 将剩余所有调料在碗中调成料汁，备用。

④ 将拌好味的4种粗粮放入盘中，再将鸡蛋放在粗粮上，浇上料汁，撒上碎花生仁和香菜末拌匀即可。

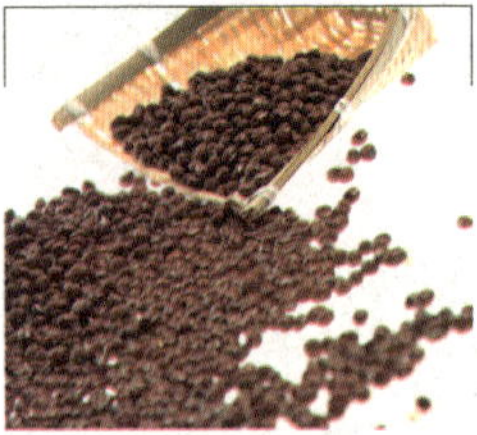

红小豆

降低坏胆固醇浓度

中医功效

解毒消痈

食用功效

降脂、降压、降糖

建议食用量

每日10～30克

胆固醇
—
脂 肪
0.6克
热 量
1357千焦

降脂原理

红小豆中的亚油酸和豆固醇，对降低体内胆固醇水平十分有益。豆固醇是植物固醇的一种，可降低体内坏胆固醇（即低密度脂蛋白）的浓度，而不影响高密度脂蛋白的含量。

食用宜忌

◎孕期和产褥期女性适宜喝红小豆汤或红小豆粥。

◎红小豆与鲤鱼等同食，利湿作用更强。

◎红小豆可用来熬粥，也可用来炖汤，与其他谷物食品混合食用，养生效果更佳。

黄金搭档

红小豆+燕麦

两者同食，有健脾和胃、利水除湿的功效。

红芋奶露

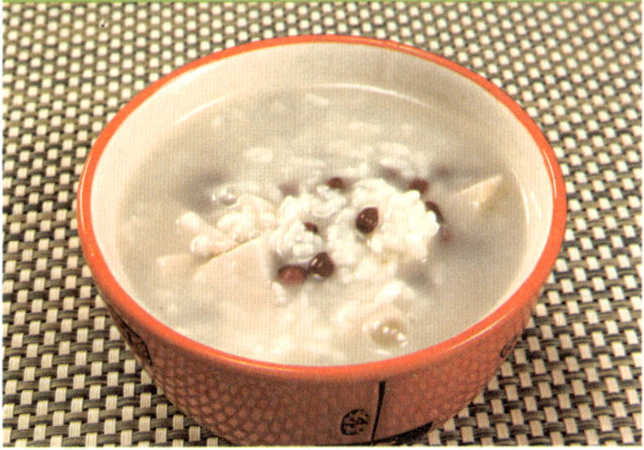

材料 牛奶150毫升，芋头100克，红小豆50克，大米30克。

调料 水淀粉、白糖各适量。

做法 ① 红小豆洗净，用清水浸泡8小时后捞出，放入锅中煮软，捞出；大米淘净，放入热水锅中煮熟，捞出，备用；芋头洗净，去皮，切成块。

② 锅中倒入牛奶及2杯清水调匀、煮焖，放入芋头块及红小豆，以小火煮40分钟，再加入大米、白糖煮匀，最后加入水淀粉勾芡即可。

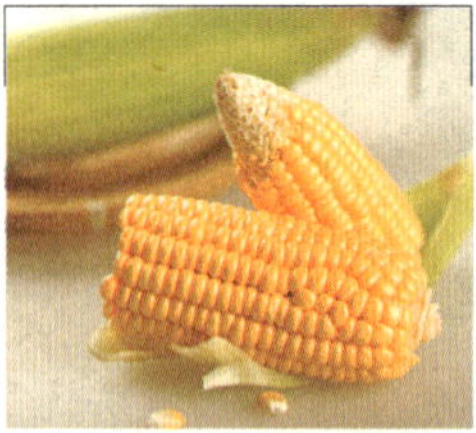

玉米

抑制胆固醇沉积

中医功效

益肺宁心、健脾开胃

食用功效

健脑、防癌

建议食用量

每日100克

胆固醇
—
脂肪
1.2
热量
469千焦

降脂原理

玉米中所含的维生素E及镁、硒等矿物质对高血脂者极为有利。玉米中还含有亚油酸，与维生素E一起作用，可有效阻止胆固醇在血管壁上的沉积，降低血脂。

食用宜忌

◎新鲜玉米煮熟后食用更有营养。

◎单纯高血压患者宜多食。

◎玉米宜与豆类同食。

◎夏季多发尿路感染，煮食玉米水可防此病，且在煮的时候最好放一些玉米须。

黄金搭档

玉米＋青椒

两者同食，可改善脾胃虚弱和血脂异常的症状。

风味水煮玉米

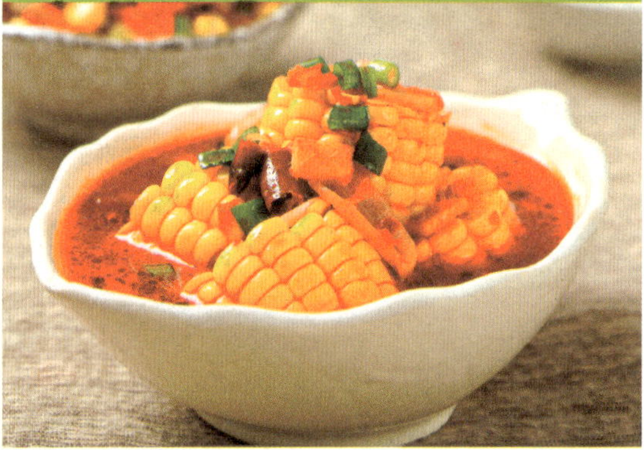

材料 玉米300克，葱末、姜片各适量，蒜片少许。

调料 麻辣火锅红油底料、辣酱、干辣椒段、生抽各适量。

做法 ① 锅置火上，倒入适量油烧热，入麻辣火锅红油底料，爆香姜片、蒜片，接着下入玉米块翻炒，再入辣酱、生抽翻炒。

② 然后锅中加入适量热水，稍没过玉米块即可，再入干辣椒段同煮。

③ 盖上锅盖，待玉米煮熟，出锅后，撒上葱末即可。

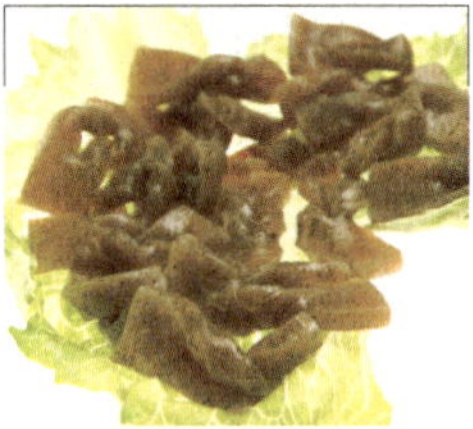

魔芋

抑制胆固醇吸收

中医功效

活血化瘀、宽肠通便

食用功效

降脂、降糖

建议食用量

每日80克左右

胆固醇

—

脂肪

0.18克

热量

256千焦

降脂原理

魔芋所含的黏液蛋白能减少体内胆固醇的积累；所含的葡甘聚糖为水溶性植物纤维，能有效抑制小肠对胆固醇的吸收，并促进脂肪的排泄，降低三酰甘油和胆固醇总量，对高血脂者十分有益。

食用宜忌

◎咽喉肿痛、牙龈肿痛者宜食。

◎动脉粥样硬化、糖尿病患者宜食。

◎魔芋是碱性食品，大量食用动物性酸性食品者宜同时食用。

黄金搭档

魔芋＋粳米

两者同食，有健脾益胃、强体补虚的功效。

凉拌魔芋丝

材料 魔芋150克，小黄瓜1根，金针菇50克。

调料 酱油、香油、白醋各适量。

做法 ① 魔芋洗净，切细丝；金针菇洗净。

② 将魔芋丝、金针菇分别放入沸水中汆烫，捞起，沥干水分备用。

③ 小黄瓜洗净，切丝，放在碗中，加白醋拌一下，捞出，以冷开水冲净，沥干水分备用。

④ 将魔芋丝、金针菇、黄瓜丝全部放入碗中，加酱油、白醋和香油，搅拌均匀后即可食用。

宫保魔芋

材料 魔芋片150克，青椒块100克，干红辣椒末30克，姜末1小匙。

调料 淡色酱油1大匙，白糖、醋、花椒粒各1小匙，香油少许。

做法 ① 魔芋片用开水汆烫，冲凉，备用。

② 油锅烧热，放入花椒粒、姜末爆香，加入魔芋片和青椒块略炒，放入调料翻炒至熟，加入干辣椒末拌炒均匀即可。

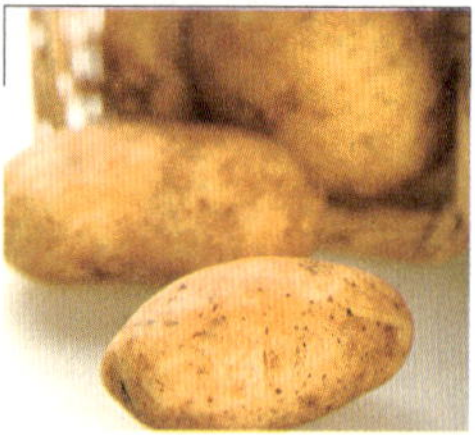

土豆

维持血管弹性

中医功效

和胃调中、健脾利湿

食用功效

降脂、降糖

建议食用量

每日120克

胆固醇

—

脂肪

0.2克

热量

323千焦

降脂原理

土豆中的黏液蛋白含量较高，可有效保护血管弹性，预防血管和肝脏内的脂肪沉积；另外，土豆中的维生素C可以促进胆固醇分解，有利于胆固醇与三酰甘油水平的降低。

食用宜忌

◎不宜吃发芽的土豆。

◎土豆皮不可削得过厚，因为土豆表皮组织下含有丰富的营养物质。

◎不宜大量食用油炸土豆。

◎手术前不宜食用土豆。

◎切好的土豆不宜放在水中浸泡过久。

黄金搭档

土豆＋芹菜

两者同食，有健脾除湿、降低血压的功效。

土豆牛肉

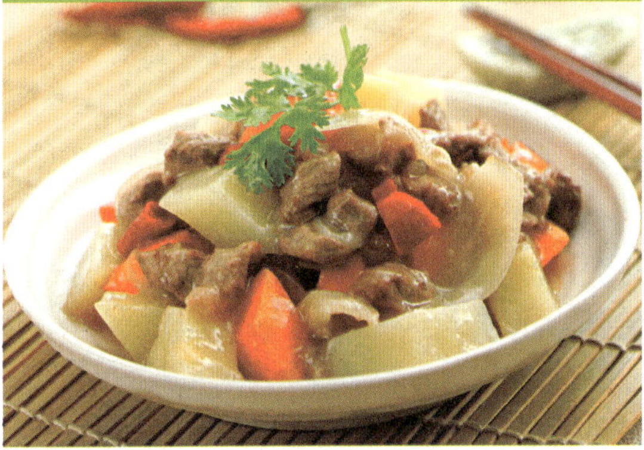

材料 牛肉150克，土豆100克，胡萝卜100克，洋葱80克，香菜叶少许。

调料 牛奶250毫升，盐适量。

做法 ① 牛肉洗净切成丁；土豆和胡萝卜洗净，切比牛肉大点的丁；洋葱洗净切丝。

② 锅内放油烧热，将牛肉丁炒到外表变颜色，起锅。

③ 洋葱用油炒熟，放入土豆丁和胡萝卜丁同炒，炒到表面呈透明时候起锅。

④ 将炒过的牛肉丁和土豆丁、胡萝卜放入锅内，放适量水，大火煮开之后改小火煮5分钟，放入牛奶、盐再煮至黏稠状，用香菜叶点缀即可。

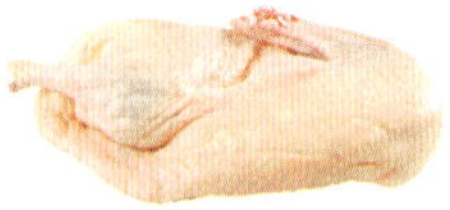

鸭肉

增强血管弹性

中医功效

滋阴补虚

食用功效

预防心肌梗死

建议食用量

每日50～80克

胆固醇

94毫克

脂肪

19.7克

热量

1004千焦

降脂原理

鸭肉所含的蛋白质较高，具有软化血管、增强血管弹性的作用；鸭肉的脂肪主要是不饱和脂肪酸和低不饱和脂肪酸，易消化，且能减少胆固醇的摄入。

食用宜忌

◎高血脂者在食用鸭肉时最好将鸭皮去掉。

◎体热上火、盗汗、遗精者宜食。

◎心血管疾病患者宜食。

◎月经量少的女性宜食。

◎感冒患者忌食。

◎鸭肉烹调时宜加入少量的盐。

黄金搭档

鸭肉＋山药

两者同食，有降低胆固醇、滋补身体的功效。

啤酒蒸鸭

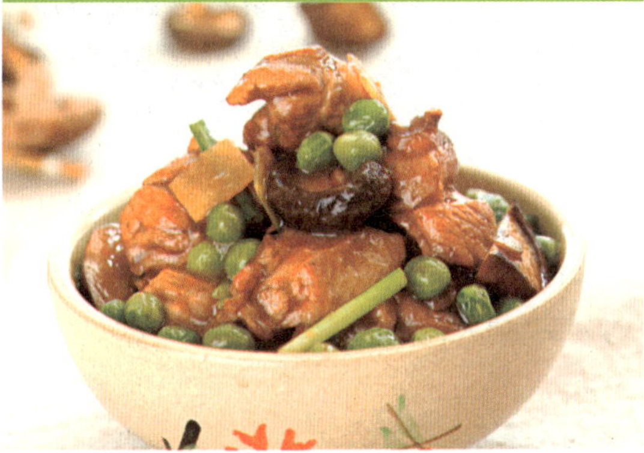

材料 鸭肉600克，香菇、青豆各50克，啤酒、香菜段、姜片、葱段各适量。

调料 水淀粉、酱油、盐、料酒、胡椒粉、香油、味精各适量。

做法 ① 鸭肉洗净，切块入一碗中，调入胡椒粉、盐、料酒腌制20分钟，再蘸点酱油入油锅，捞出，沥干酱油；香菇洗净，切块；青豆洗净。

② 烧热油锅，入香菇块、葱段、姜片、青豆加盐翻炒出香味，装盘，入鸭块、啤酒移到蒸锅中大火蒸熟。

③ 拣去蒸锅中的葱段、姜片，汤汁回锅后，用水淀粉勾芡，浇在蒸好的鸭块上，淋香油，撒香菜段即成。

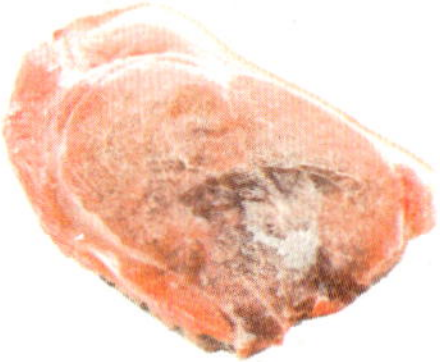

猪肉（瘦）

抑制胆固醇水平升高

中医功效

补肾养血、滋阴润燥

食用功效

改善缺铁性贫血

建议食用量

每日50克左右

胆固醇
81毫克
脂肪
6.2克
热量
598千焦

降脂原理

猪瘦肉中的蛋白质含量较为丰富，尤其是猪里脊肉具有高蛋白、低脂肪、低胆固醇的特点，食用后有软化血管、抑制胆固醇上升的作用。

食用宜忌

◎食用猪肉后不宜大量饮茶，否则易造成便秘，增加有毒物质的吸收。

◎挑选猪肉时，以肉色正常、带光泽、肉身结实、脂肪泛白者为佳。

◎烹饪时向锅中放几颗山楂，可以使肉更快熟烂。

黄金搭档

猪肉＋白菜

两者同食，可改善营养不良、贫血、大便干燥等症。

炝拌猪肉冬笋豆芽

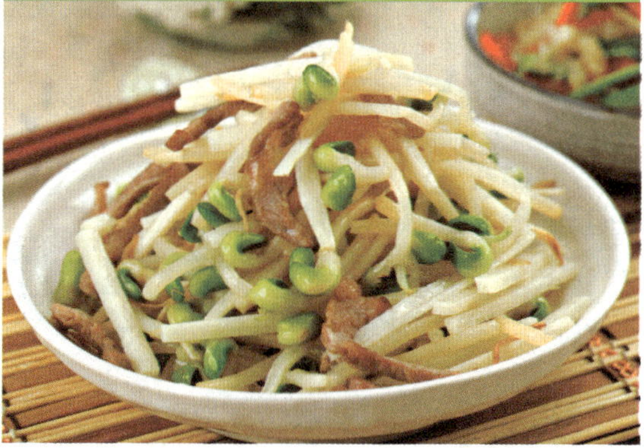

材料 黄豆芽300克，冬笋100克，猪瘦肉100克，葱丝、姜丝各适量。

调料 香油、鸡精、花椒、盐各适量。

做法 ① 将黄豆芽去根洗净；冬笋洗干净切粗丝；猪瘦肉洗净切丝。

② 将黄豆芽和冬笋丝入沸水中汆烫熟，捞出后沥干水分。

③ 用葱丝、姜丝、花椒分别炸出葱姜油和花椒油备用；再将猪肉丝入植物油锅炒香至熟。

④ 将焯好的黄豆芽、冬笋丝和猪肉丝放入盘中，加入香油、花椒油、葱姜油、盐、鸡精拌匀即可。

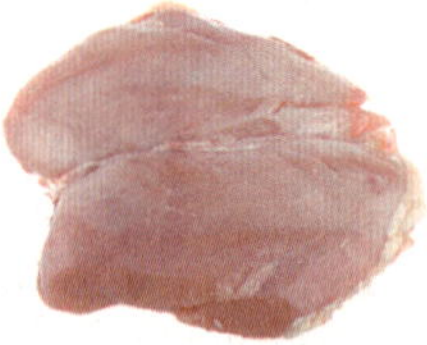

鸡胸肉

降低胆固醇水平

中医功效

温中益气、补精填髓

食用功效

增强体力

建议食用量

每日80～100克

胆固醇
82毫克
脂 肪
5.0克
热 量
556千焦

降脂原理

鸡胸肉中的脂肪含量低，蛋白质和各种维生素含量较高，可在补益身体的同时，起到一定的降低胆固醇作用。另外，其中还含有烟酸等成分，可以促进体内血液循环，对降脂有利。

食用宜忌

◎鸡胸肉炖食宜使用砂锅。

◎营养不良、贫血者宜食。

◎产后血虚、乳少者和孕妇宜食。

◎尿毒症、高热者忌食。

◎痛风患者、冠心病患者忌食。

黄金搭档

鸡胸肉＋空心菜

两者同食，可降低胆固醇的吸收。

鸡肉片炒红椒

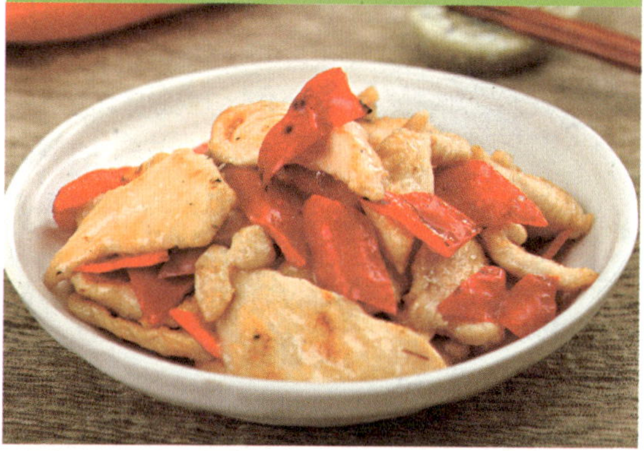

材料 鸡胸脯肉300克，鸡蛋（取蛋清）1个，面粉5克，红尖椒100克。

调料 盐、淀粉、料酒、味精、香油各少许。

做法 ①将鸡胸脯肉切成薄片，放碗里，加上少许盐和料酒拌匀，腌渍20分钟，加上鸡蛋清、淀粉和面粉拌匀上浆。

②红尖椒去蒂，用清水洗净，放锅内，用小火煸炒出香辣味，取出待用。锅置火上，放花生油烧至五成热，放入鸡肉片滑炒至熟，捞出沥油。

③锅内留少许底油烧热，倒入鸡肉片、红尖椒、盐、料酒和味精炒匀，淋上香油，出锅盛盘即成。

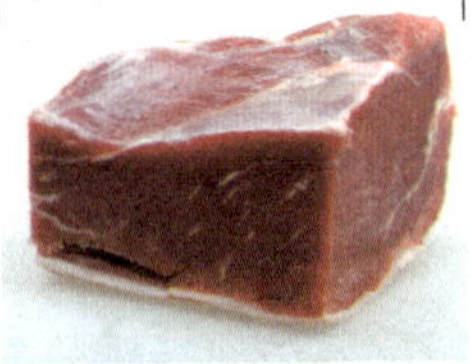

牛肉（瘦）

稳定血脂

中医功效

补脾胃、益气血

食用功效

提高机体的抗病能力

建议食用量

每日80～100克

胆固醇
58毫克
脂 肪
2.3克
热 量
444千焦

降脂原理

在几种常食肉类中，牛肉中所含的蛋白质最多，脂肪最少，胆固醇含量也较低，而且其中所含的多种矿物质对降低胆固醇、稳定血脂也有很好的作用，如锌可以减少胆固醇在体内的蓄积等。

食用宜忌

◎牛肉适宜清炖，以更好地保存营养。

◎牛肉在烹调时，可加入山楂或陈皮，以加速肉质熟烂。

◎牛肉纤维较粗，必须炖烂食用。

黄金搭档

牛肉＋洋葱

两者同食，有强身健体、抗衰老的功效。

家常烧牛肉

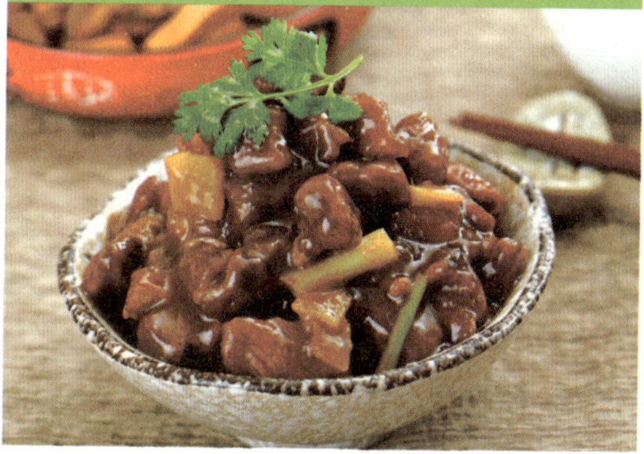

材料 牛肉400克，葱、姜各适量，香菜叶少许。

调料 花椒2克，八角1个，酱油、白糖、淀粉、香油各适量。

做法 ① 将牛肉切成4厘米见方的块，放入清水锅中用小火烧沸，使肉内的污血透出，捞起沥干水分，用淀粉、酱油拌匀。

② 锅内放油，将牛肉块放入油中略炸，捞起。

③ 原炒锅内留少许油，放入葱、姜块爆香，放牛肉块加酱油、清汤、八角、花椒、白糖，大火烧沸，移小火上焖煮约1小时，至熟烂时，用水淀粉勾芡出锅，用香菜叶点缀即可。

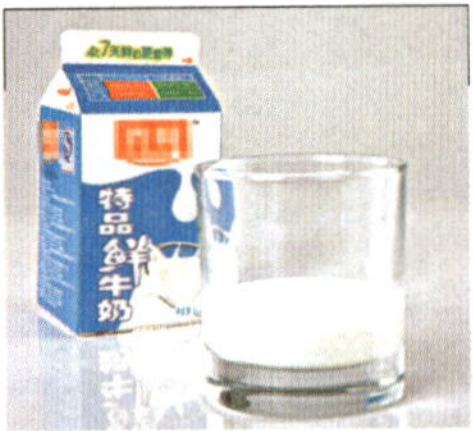

牛奶（脱脂）

抑制胆固醇形成

中医功效

安神

食用功效

补充钙质

建议食用量

每日250毫升左右

胆固醇	15毫克
脂 肪	3.2克
热 量	226千焦

降脂原理

牛奶中的蛋白质和钙含量高且易吸收，而脱脂牛奶在保留高蛋白的同时减少了脂肪和胆固醇的含量，且其中所含有的乳清酸还能抑制胆固醇的形成及其在血管壁上的沉积，对高血脂者十分有益。

食用宜忌

◎儿童、孕妇及中老年男性宜食。

◎缺钙引起的骨质疏松症患者宜食。

◎胃溃疡、胃炎等胃病患者忌食。

◎对牛奶过敏者忌食。

黄金搭档

牛奶＋火腿

两者同食，可促进儿童成长。

奶香大枣南瓜羹

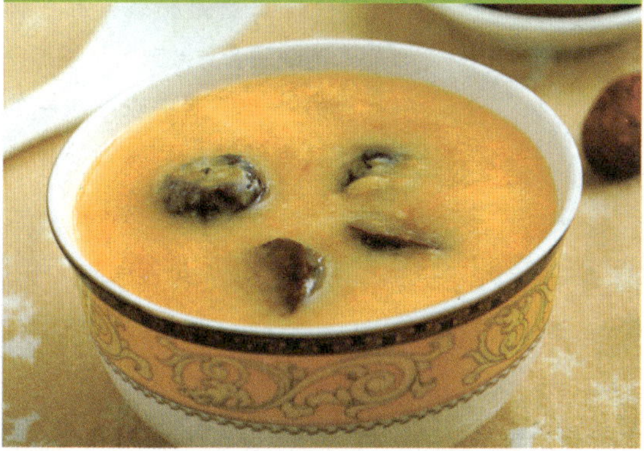

材料 老南瓜半个，糯米粉半勺，牛奶100毫升，红枣片10片。

调料 盐少许。

做法 ① 将老南瓜去内瓤，切块，放入盛有少许清水的锅中，开火煮至皮和肉容易脱开。

② 将老南瓜的肉全部取出，用勺子或者搅拌器绞打成南瓜泥。

③ 将半勺糯米粉放入牛奶中，搅拌均匀，南瓜泥倒入糯米牛奶中，置火上煮沸，不停搅拌，中途撒上少许盐，提升奶香气。

④ 将红枣片撒入其中，熄火后焖1分钟即可。

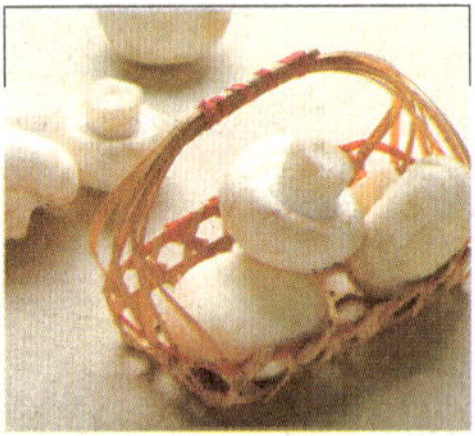

口蘑

降低血黏度

中医功效

利肠益气

食用功效

补硒、抗病毒

建议食用量

每日30克左右

胆固醇
—
脂肪
3.3克
热量
1157千焦

降脂原理

口蘑是补硒佳品，体内缺硒会导致血黏度增加；另外，口蘑中较高水平的膳食纤维，可有效防止便秘，降低胆固醇。

食用宜忌

◎肥胖、便秘者宜食。

◎糖尿病者宜食。

◎软骨病者宜多食。

◎癌症、心血管系统疾病患者宜多食。

◎口蘑本身含鲜味成分，烹饪时不宜过多加入鸡精等增鲜调料。

◎肾脏疾病患者忌食。

黄金搭档

口蘑＋冬瓜

两者同食，有降低血脂、血压的功效。

口蘑肉片

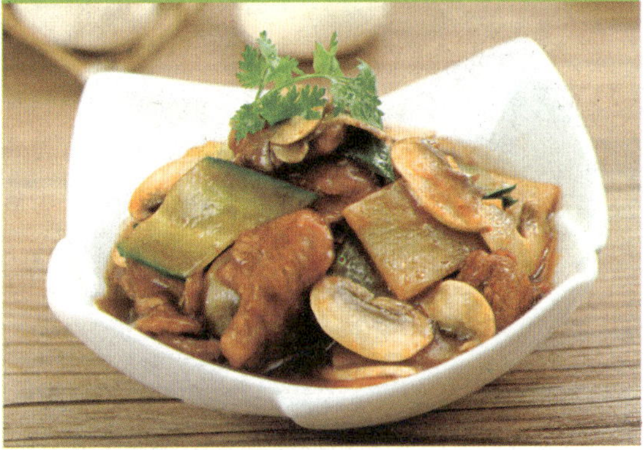

材料 猪瘦肉150克，口蘑100克，冬笋、黄瓜各20克，鸡蛋（取蛋清）1个，香菜叶少许。

调料 酱油、料酒、花椒油、淀粉、盐各适量，味精少许。

做法 ①将猪瘦肉洗净，切片，置碗中，放入蛋清、淀粉搅拌均匀；冬笋、口蘑洗净，切片；黄瓜洗净，切丝，备用。

②起锅热油，放入猪瘦肉片煸熟，捞出沥油。

③锅中加适量清水，放入冬笋片、口蘑片、黄瓜丝、盐、料酒、花椒油、酱油和炒熟的猪瘦肉片，烧开，放味精，最后用香菜叶点缀即可。

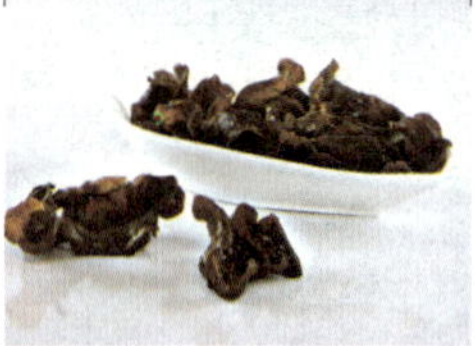

黑木耳

预防血栓形成

中医功效

凉血止血、养血驻颜

食用功效

清胃涤肠、益寿抗癌

建议食用量

每日5～10克

胆固醇
—
脂 肪
1.5克
热 量
1107千焦

降脂原理

黑木耳含有的维生素K具有抑制血液凝聚、预防血栓形成的作用，有利于动脉粥样硬化和冠心病的治疗；其中的核酸类物质可以降低体内胆固醇和脂质沉积。

食用宜忌

◎便血、月经过多等各种出血症患者宜食。

◎肾结石、膀胱结石等结石病患者宜食。

◎动脉粥样硬化患者宜食。

◎冶金、纺织、美发工作者宜食。

◎黑木耳适宜用凉水浸泡。

黄金搭档

黑木耳＋红糖

两者同食，有补血、促进末梢血液循环的功效。

凉拌五色蔬

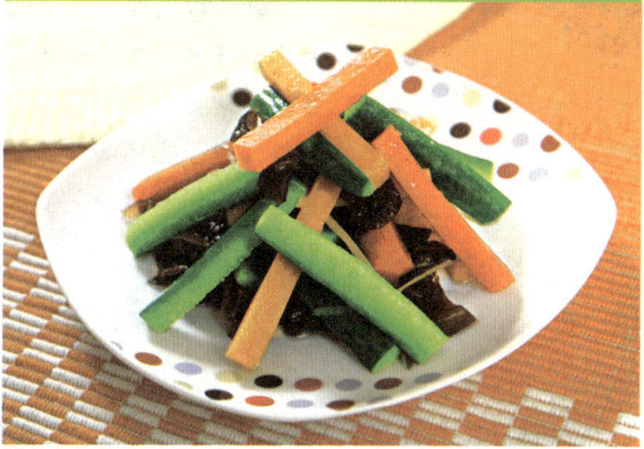

材料 黄瓜1根，胡萝卜、水发黑木耳、甘薯各50克，玉米笋适量。

调料 盐、味精、香油各适量。

做法 ①黄瓜、玉米笋均洗净，切条；甘薯、胡萝卜洗净，去皮后切条；水发黑木耳择洗干净后切片。

②将胡萝卜条、黑木耳片、甘薯条、玉米笋条均放入沸水中氽烫片刻，捞出后快速过凉后冷却，沥干水分后备用。

③将全部材料放入盘中，加入盐、味精和香油拌匀入味即可。

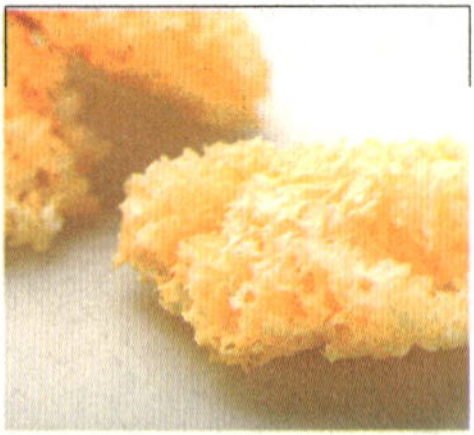

银耳

减少脂质吸收

中医功效

强精补肾、润肺养胃

食用功效

增强免疫力

建议食用量

每日15克

胆固醇
—
脂肪
1.4克
热量
1092千焦

降脂原理

银耳含糖类较高，但以膳食纤维居多，且热量低，经常食用可有效预防便秘，减少脂质吸收，降低血清胆固醇浓度，有利于降脂。

食用宜忌

◎免疫力低下、体质虚弱者宜食。

◎易腹泻或身体有出血症状者忌食。

◎不能喝隔夜的银耳汤，因为隔夜后汤中会分解出对人体有害的物质。

◎银耳以淡黄色、根部颜色略深者为佳。

黄金搭档

银耳+菊花

两者同食，有镇静解毒、益气强身的功效。

莲子银耳汤

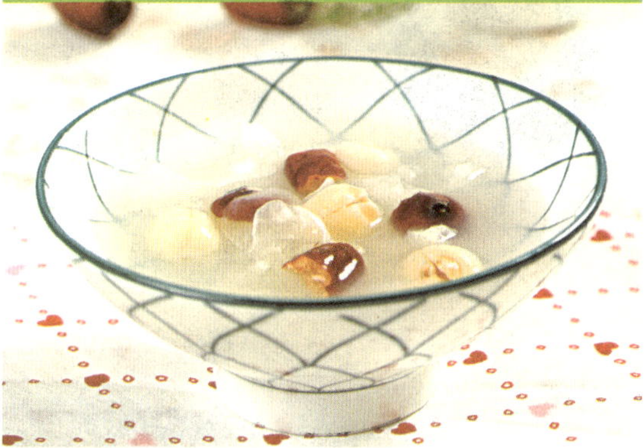

材料 莲子50克，银耳30克，红枣6颗。

调料 冰糖1大匙。

做法 ① 所有材料洗净。莲子浸水10分钟，挑除莲心；银耳泡软，去蒂，撕成小朵；红枣用刀在表面划几刀。

② 将所有材料放入碗中，加水，放入蒸锅中蒸15分钟，熄火。

③ 焖10分钟后取出，加冰糖拌匀即可。

保健厨语 本道菜中，银耳富有天然植物性胶质，加上它的滋阴作用，长期服用可以润肤，和莲子一同食用，祛除脸部黄褐斑、雀斑的功效会更好。

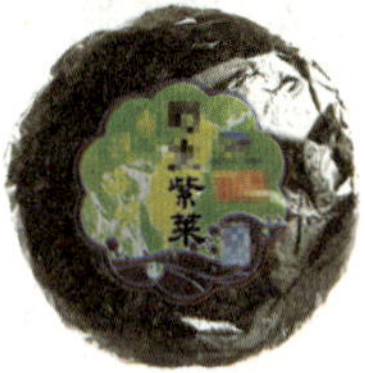

紫菜

降低三酰甘油水平

中医功效

清热利水、化痰养心

食用功效

提高机体免疫力

建议食用量

每日5～15克

胆固醇	—
脂肪	1.1克
热量	1046千焦

降脂原理

紫菜中所含的多糖物质能够有效减少血清胆固醇的含量；所含的牛磺酸和二十碳五烯酸（EPA）、二十二碳六烯酸（DHA）可以降低低密度脂蛋白和三酰甘油的水平，可有效降脂、降压。

食用宜忌

◎缺铁性贫血、甲状腺肿大患者宜食。

◎腹痛、便溏者忌食。

◎关节炎患者不宜食用。紫菜中含嘌呤，食后能升高血液中的尿酸浓度，加重关节炎的病情。

黄金搭档

紫菜＋紫甘蓝

两者同食，可更好发挥降压降脂的功效。

紫菜鸡蛋汤

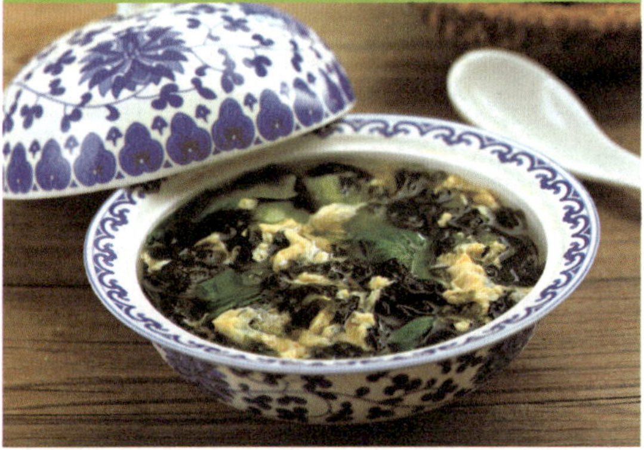

材料 紫菜3张，油菜2棵，鸡蛋2个，高汤800毫升。

调料 盐、香油、水淀粉各少许。

做法 ① 高汤放锅内煮开，油菜择洗干净放入汤内，并加盐调味。

② 鸡蛋打散，加入少许水淀粉调匀，汤煮沸时淋入，待蛋花浮起时改小火。

③ 将紫菜撕小片放入汤内，最后滴入香油即可。

保健厨语 紫菜含大量的蛋白质、磷、铁、钙、碘、维生素、糖、无机盐等营养成分，有利尿、清热、化痰、养心等功效。

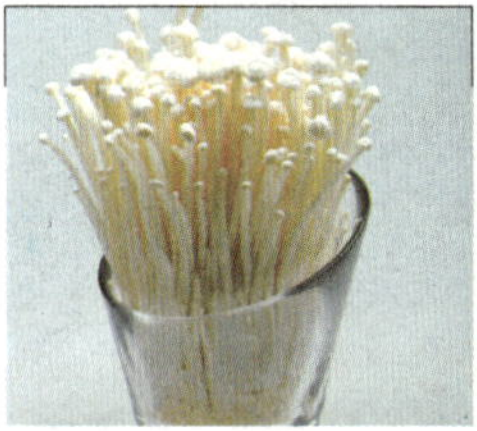

金针菇

降低胆固醇水平

中医功效

利肝脏、益肠胃

食用功效

缓解疲劳、预防癌症

建议食用量

每日20～30克

胆固醇
—
脂 肪
0.4克
热 量
133千焦

降脂原理

金针菇营养价值很高，其中含有的赖氨酸和精氨酸对智力发育十分有益，常食还可降低胆固醇水平，抑制血脂水平升高，预防心血管疾病的发生。

食用宜忌

◎气血不足、营养不良的老人、儿童宜食。

◎肝脏病及胃病患者宜食。

◎红斑狼疮患者忌食。

◎金针菇以呈现未开伞状、颜色洁白、均匀整齐、菌柄挺直、根部不呈褐色者为佳。

黄金搭档

金针菇+西蓝花

两者同食，有增强肝脏解毒能力、提高机体免疫力的功效。

醋拌金针菇

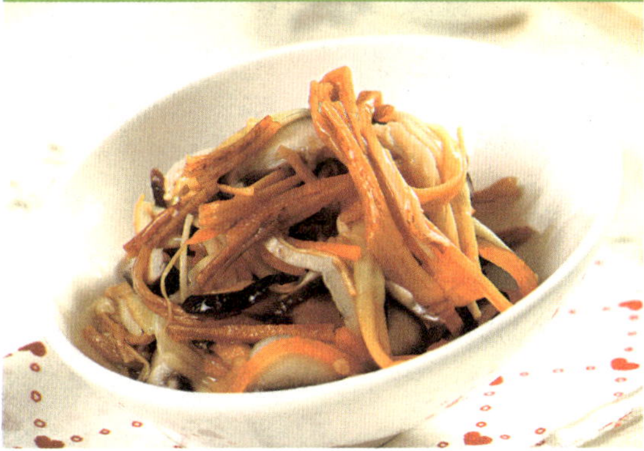

材料 金针菇100克，鲜香菇1朵，胡萝卜30克。

调料 醋3大匙，香油、酱油、白糖各1小匙，盐、黑胡椒粒各少许。

做法 ① 将金针菇去除蒂头洗净；鲜香菇去除蒂头洗净，切片；胡萝卜洗净切丝。将以上材料一起入沸水氽烫，捞起放凉备用。

② 将所有调味料拌匀至白糖完全溶解，制成酱汁。

③ 将做法①中的材料挤干水分，放入碗中，加入做法②的酱汁拌匀即可食用。

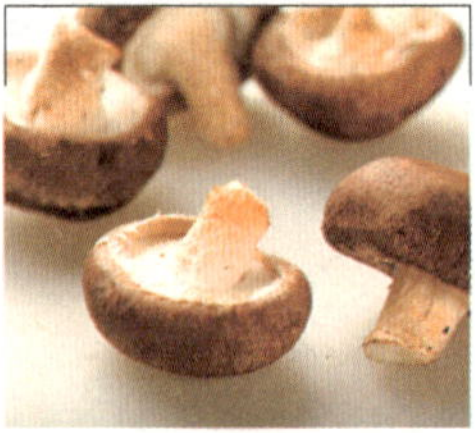

香菇（鲜）

预防动脉硬化

中医功效

利肝脏、益肠胃

食用功效

缓解疲劳、预防癌症

建议食用量

每日20～30克

胆固醇
一
脂肪
0.3克
热量
108千焦

降脂原理

香菇中所含的氨基酸和膳食纤维较多，还含有嘌呤、胆碱、氧化酶以及某些核酸物质，可共同作用促进体内多余胆固醇的溶解和排出，预防动脉粥样硬化。

食用宜忌

◎“三高”人群及肾炎患者宜食。

◎婴幼儿麻疹透发不快及佝偻病患者宜食。

◎干香菇在烹煮之前先用热水浸泡，可使鲜度提高，泡香菇的水也可以用于烹调菜肴。

黄金搭档

香菇＋薏米

两者同食，可健脾利湿、理气化痰，缓解肝病症状。

红油香菇腐竹丝

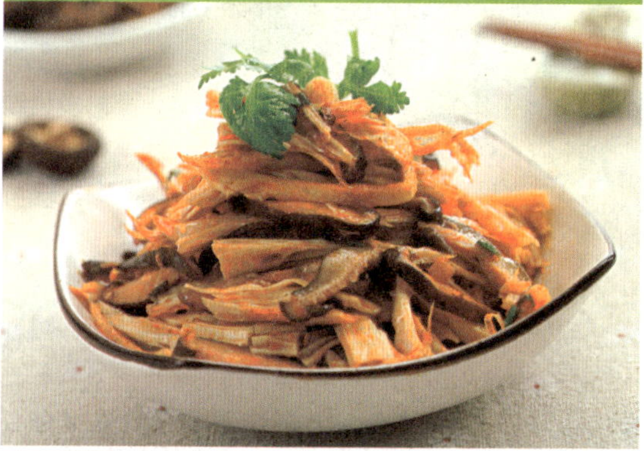

材料 腐竹100克，香菇50克，葱末、姜末、蒜末、香菜叶各少许。

调料 辣椒粉、白糖、酱油、醋、盐各适量。

做法 ① 将腐竹和香菇洗净，浸水泡软，分别切丝。

② 锅内倒油微热，放入辣椒粉，炒出红油味，放葱末、姜末、蒜末煸香。

③ 放入香菇丝和腐竹丝翻炒，加白糖、酱油、醋、盐，用小火炒入味，最后用香菜叶点缀即可。

保健厨语 香菇能减少血液中的脂肪和皮下脂肪，肥胖人群常吃香菇，能起到很好的减肥效果。

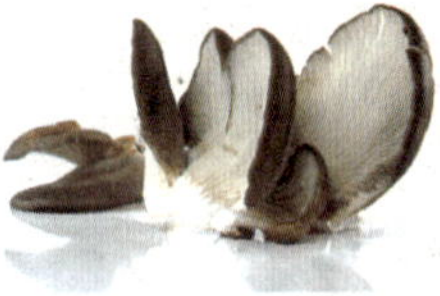

平菇

降低胆固醇水平

中医功效

祛风散寒、舒筋活络

食用功效

抑制癌细胞、增强免疫力

建议食用量

每日50克

胆固醇
—
脂肪
0.3克
热量
101千焦

降脂原理

平菇中的钾和膳食纤维含量较高，多食可缓解水肿、便秘；其含有的多种维生素及矿物质除了可以促进人体新陈代谢外，还可以降低胆固醇水平。

食用宜忌

◎糖尿病、肥胖者宜食。

◎胆结石、慢性胃炎患者宜食。

◎老年人和肠胃功能虚弱者宜食。

◎平菇储存时，宜将其装入塑料袋中，再包上几层面巾纸，放在5℃左右的冰箱冷藏室中。

黄金搭档

平菇+豆腐

两者同食，可增加蛋白质的吸收。

平菇肉片汤

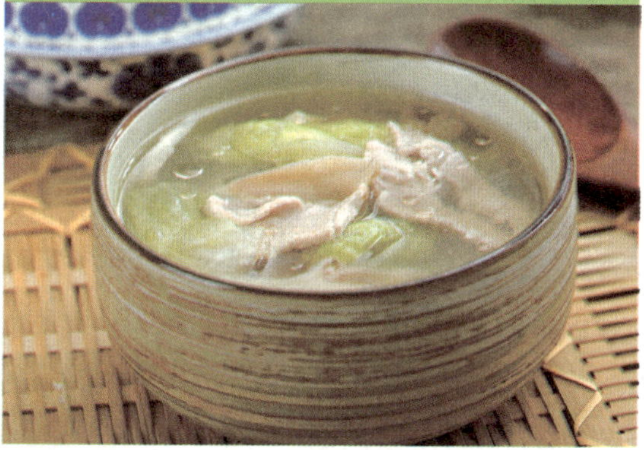

材料 平菇150克，猪瘦肉100克，白菜心50克。

调料 高汤1000毫升，香油、盐、料酒、味精各适量。

做法 ① 将平菇去蒂，洗净，切成薄片；白菜心洗净，切成段；猪瘦肉洗净，切成片。

② 炒锅置大火上，倒入高汤，放入鲜平菇片、猪瘦肉片烧沸，下白菜心段。

③ 加盐、料酒、味精，撇去浮沫，淋上香油，起锅盛入汤碗即成。

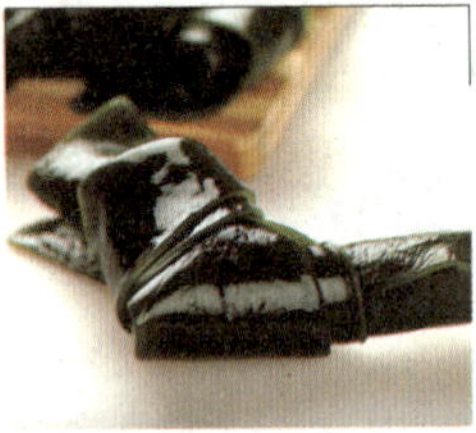

海带

抑制胆固醇吸收

中医功效

化痰、祛湿

食用功效

补充碘质

建议食用量

每日30～50克

胆固醇	脂肪	热量
—	0.1克	55千焦

降脂原理

海带中所含的膳食纤维及藻胶酸、昆布素等褐藻酸类物质可抑制人体对胆固醇的吸收，并能促进其排泄，并且能够减少脂肪在心脏、血管等重要脏器的沉积，维护心血管健康。

食用宜忌

◎乳腺增生且伴有肥胖、内分泌失调者宜食。

◎水肿患者宜食。

◎癌症患者宜食。

◎甲状腺功能亢进、脾胃虚寒者忌食。

◎吃海带后不宜马上喝茶，否则可能导致肠胃不适。

黄金搭档

海带＋猪肉

两者同食，有健脾利胃的功效。

海带豆芽汤

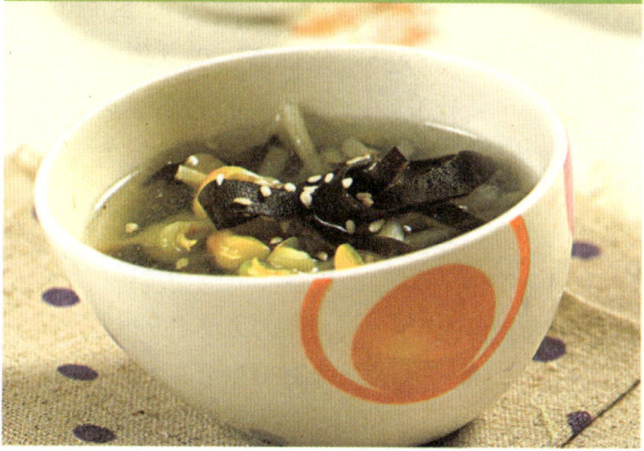

材料 豆芽200克，海带50克，蒜末5克，红辣椒片、熟白芝麻各少许。

调料 香油2大匙，韩式甘味调味粉5克，盐适量。

做法 ① 海带洗净，汆烫，捞出，切小段备用。

② 热锅倒入香油烧热，爆香蒜末与红辣椒片，加入豆芽略翻炒。

③ 加适量水，大火煮开后改中小火续煮约5分钟，加入海带段拌匀，加盐和韩式甘味调味粉调味，撒熟白芝麻即可。

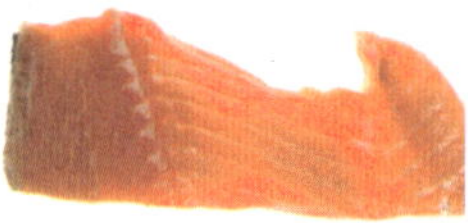

三文鱼

降低胆固醇水平

中医功效

补虚劳、健脾胃

食用功效

预防慢性病

建议食用量

每日50克左右

胆固醇

68毫克

脂肪

7.8克

热量

582千焦

降脂原理

三文鱼的蛋白质含量很高，少量的脂肪中也以不饱和脂肪酸居多，如ω-3脂肪酸，可有效降低胆固醇水平，降低血脂。

食用宜忌

◎脑力劳动者宜食。

◎感冒患者宜食。

◎心脑血管疾病患者宜食。

◎痛风、高血压患者不宜食用。

◎对海产品过敏者慎食。

◎三文鱼属于海鱼，最好熟食，以免受到其中寄生物的感染，但只需八成熟即可。

黄金搭档

三文鱼+洋葱

两者同食，降糖效果显著。

干烧鱼肚

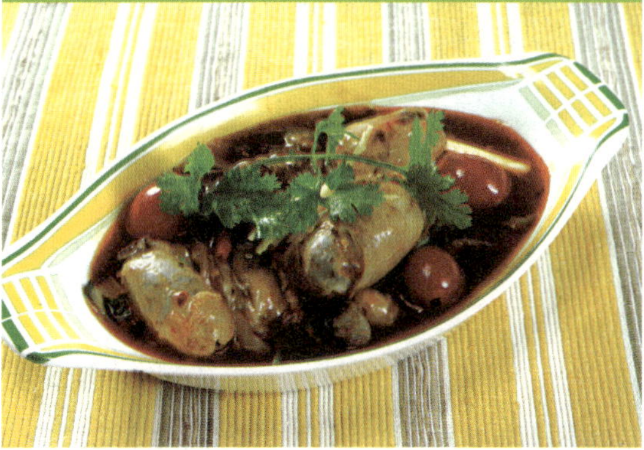

材料 三文鱼腹段600克，鱼泡3个，小西红柿8个，葱段30克，香菜段、姜丝各适量。

调料 A.盐半小匙，醪糟1小匙；B.干辣椒10克；C.高汤1杯；D.白糖半小匙，酱油1大匙，醪糟、辣椒油、沙茶酱、番茄酱各1小匙。

做法 ① 将所有材料洗净，备齐；将三文鱼腹段入碗，加调料A拌匀腌10分钟。

② 锅置火上，倒入油烧热，放入干辣椒、姜丝及葱段爆香，再加入鱼腹段和鱼泡炒匀，然后加入调料C及小西红柿焖约15分钟，淋入调料D拌匀，煮至汤汁收干后起锅装盘，最后撒上香菜段即可。

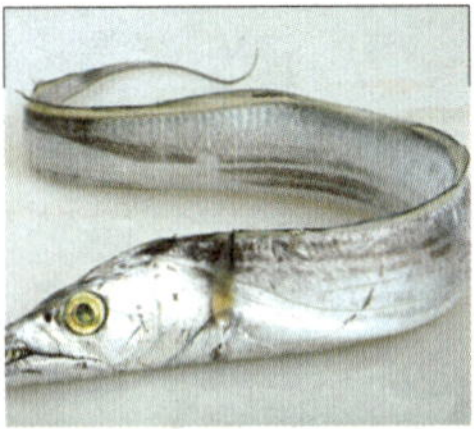

带鱼

抑制低密度脂蛋白沉积

中医功效

补脾益气、暖胃养肝

食用功效

保护心血管系统

建议食用量

每日50~80克

胆固醇	76毫克
脂肪	4.9克
热量	531千焦

降脂原理

带鱼中的脂肪含量比其他食用鱼要高一些，但多为不饱和脂肪酸，对于防止低密度脂蛋白氧化沉积，减少血液总胆固醇和三酰甘油的含量有很好的作用。

食用宜忌

◎带鱼腥味厚重，因此适合红烧或糖醋，在烹调时加入一些白酒也可以减少鱼腥味。

◎带鱼属动风发物，患有疥疮、湿疹等皮肤病或皮肤过敏者忌食。

◎不宜选购黄色的带鱼。

黄金搭档

带鱼＋木瓜

两者同食，可滋阴补虚、促进乳汁分泌。

红烧带鱼

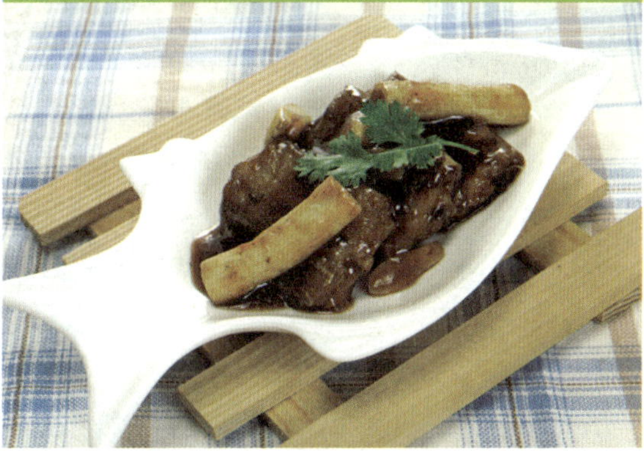

材料 带鱼段300克，姜片、姜末、蒜片、葱段各适量，香菜叶少许。

调料 盐半小匙，料酒3小匙，豆瓣酱25克，白糖、味精各1小匙，酱油3小匙，料酒、水淀粉各1大匙，鲜汤300毫升。

做法 ①带鱼段加盐、料酒、姜片、部分葱段拌匀，腌渍约10分钟，再入热油锅中炸酥，捞出沥油。

②锅内留底油烧热，放入蒜片、豆瓣酱、姜末、葱段炒香，放入鲜汤、带鱼段、白糖、酱油和料酒烧至熟透，最后放入味精拌匀，用水淀粉勾芡后起锅装盘，再撒上香菜叶即可。

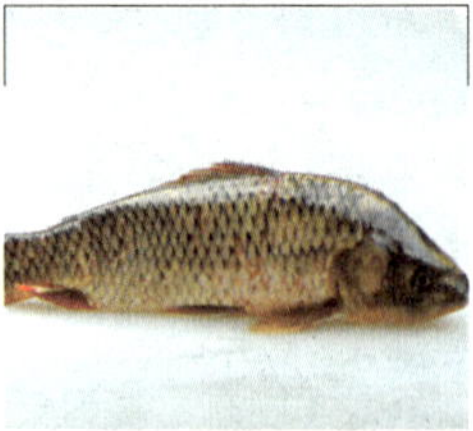

鲤鱼

降低胆固醇

中医功效

补脾健胃、利水消肿

食用功效

补充营养、增强体质

建议食用量

每日80克左右

胆固醇	84毫克
脂肪	4.1克
热量	456千焦

降脂原理

鲤鱼的营养价值很高，富含磷、钾等矿物质及维生素、氨基酸等营养成分，其脂肪含量低且多为不饱和脂肪酸，可有效减少胆固醇的摄入量。

食用宜忌

◎孕产妇宜食。

◎脾胃虚弱、食欲不振者宜食。

◎慢性疾病患者忌食。

◎乙肝患者忌食。

◎一般而言，鱼身扁平、结实的鲤鱼肉多；腹胀体宽的鲤鱼油厚、肠脏聚集，肉较少。

黄金搭档

鲤鱼＋白菜

两者同食，可缓解高血压、水肿症状。

糖醋鱼块

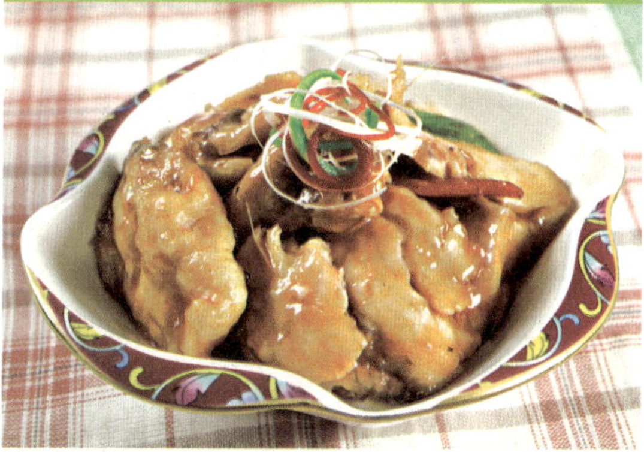

材料 鲤鱼1条，洋葱丝60克，鸡蛋（取蛋清）1个，青、红辣椒丝各少许。

调料 淀粉、番茄酱、醋、白糖、盐、胡椒粉、香油、料酒各适量。

做法 ① 鲤鱼处理好后洗净，切成块，加蛋清、盐、料酒和胡椒粉拌匀，腌渍约5分钟。

② 油锅烧热，将鲤鱼块均匀裹上一层淀粉，再入锅小火煎炸约2分钟，再大火炸约30秒，盛出沥油。

③ 锅内留底油烧热，下洋葱丝和青、红辣椒丝炒香，再放入鲤鱼块和其余调料及少许清水拌炒均匀至入味即可。

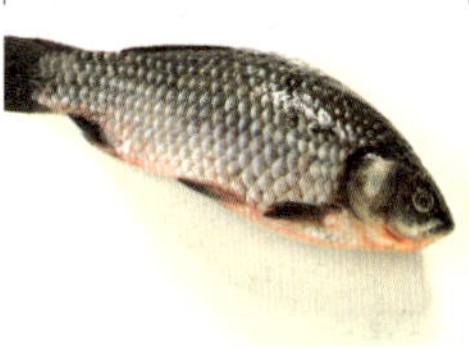

鲫鱼

降低血黏度

中医功效

和中补虚、除湿利水

食用功效

增强机体的抗病能力

建议食用量

每日80克左右

胆固醇
130毫克
脂肪
2.7克
热量
452千焦

降脂原理

鲫鱼中维生素A、不饱和脂肪酸及蛋白质含量很高，经常摄入可使血黏度降低，减少血液中胆固醇沉积，促进血液循环等，有利于降低血脂。

食用宜忌

◎烹饪鲫鱼时忌油温过高。

◎不宜食用反复加热或冷藏加温的鲫鱼，以免对身体造成伤害。

◎感冒发热期间不宜多吃。

◎鲫鱼以清蒸或煮汤营养效果为最佳，若经煎炸则营养价值会大打折扣。

黄金搭档

鲫鱼＋西红柿

两者同食，有美容养颜、滋润肌肤的功效。

雪梨鲫鱼汤

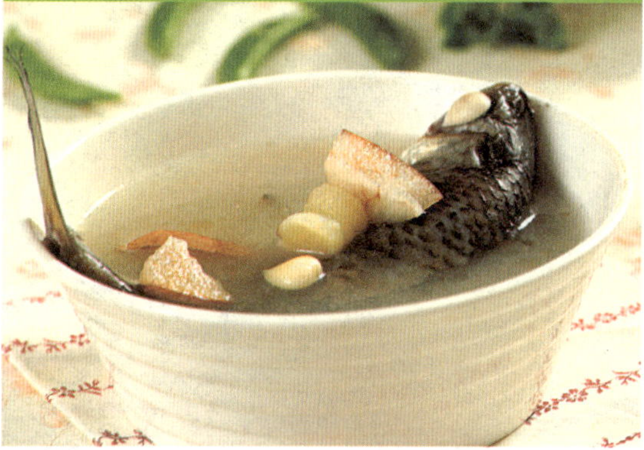

材料 鲫鱼1条，雪梨2个，干瑶柱2克。

调料 盐少许。

做法 ① 将雪梨去掉核，洗净，切小块；干瑶柱泡软，备用。

② 鲫鱼处理好后用清水洗净。

③ 把所有食材都放入汤锅中，加入适量水，大火煮沸，转小火熬1个小时，最后加盐调味即可。

保健厨语 鲫鱼是我国重要食用鱼类之一，它的营养价值高，各种营养元素比较全面。其肉质细嫩，肉味鲜美，吃起来既新鲜又不肥腻，自古就是产妇催乳的最佳补品。

枸杞子烧鲫鱼

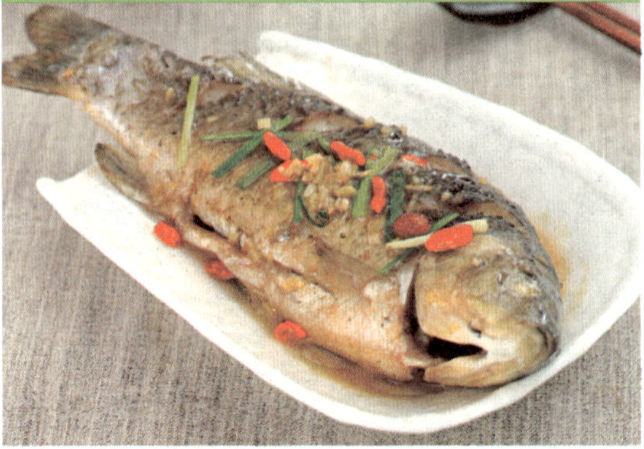

材料 鲫鱼300克，枸杞子、葱、姜各适量。

调料 味精、盐、胡椒粉各适量。

做法 ①将鲫鱼处理干净后，洗净；葱洗净，切段；姜洗净，切末；枸杞子洗净，备用。

②油锅烧热，入鲫鱼炸至微黄，调入葱段、胡椒粉、清水、姜末、盐，稍焖片刻，入枸杞子再焖烧15分钟，入味精调味即成。

保健厨语 《神农本草经疏》记载，“枸杞子润而滋补，兼能退热，而专于补肾、润肺、生津、益气，为肝肾真阴不足、劳乏内热补益之要药。”

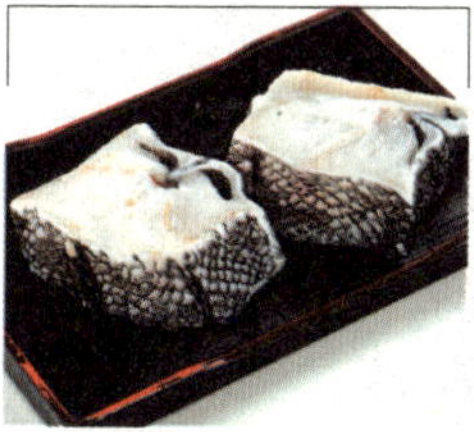

鳕鱼

降低胆固醇水平

中医功效

活血祛瘀

食用功效

保护心血管系统

建议食用量

每日80克左右

胆固醇	脂 肪	热 量
114毫克	0.5克	368千焦

降脂原理

鳕鱼在常见食用鱼中属于高蛋白且几乎不含脂肪的一种，富含钾、磷、镁等矿物质，以及DHA和EPA等不饱和脂肪酸，对降低总胆固醇、三酰甘油及低密度脂蛋白的水平有很好的效果。

食用宜忌

◎鳕鱼胰腺含有大量的胰岛素，有较好的降血糖作用，糖尿病患者宜食。

◎正确保存鳕鱼的方法是，在鱼肉上撒一层盐，用保鲜膜包起来后放入冰箱冷冻室。

黄金搭档

鳕鱼＋青椒

两者同食，有稳定血压、降低血糖的功效。

鳕鱼蒸豆腐

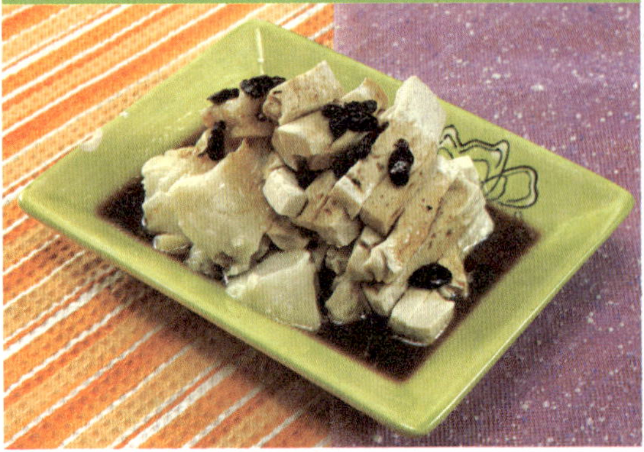

材料 鳕鱼肉适量，豆腐1块。

调料 豆豉、盐、香油、醋、鸡精各适量。

做法 ① 豆腐洗净，切成长3厘米、宽1厘米的条；鳕鱼肉冲净。

② 将豆豉、盐、香油、醋、鸡精放入碗中，调成味汁。

③ 将豆腐块整齐地摆在盘中，再放入鳕鱼肉，然后将调好的味汁浇在盘中，最后将盘移入蒸笼蒸熟即可食用。

保健厨语 鳕鱼的肝大，而且含油量高，是提取鱼肝油的原料。